まだ産める？
もう産めない？

「卵子の老化」と「高齢妊娠」の真実

河野美香レディースクリニック院長
河野美香

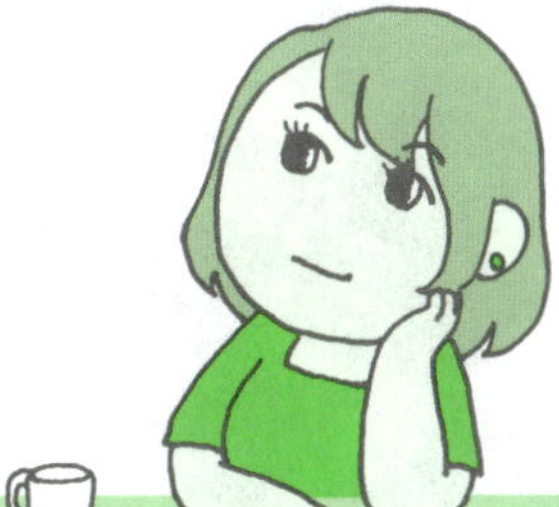

健康ライブラリースペシャル

講談社

「卵子の老化」と「高齢妊娠」の真実　もくじ

プロローグ 12

1 「卵子が老化する」ってどういうこと？

CHECK LIST 卵子の老化・基礎知識 18
女性は一生分の卵子を持って生まれる 19
卵子の老化って？ 21
卵子の老化は測れるの？ 24
COLUMN 卵子の老化を加速させる生活 26
何歳まで妊娠できる？ 28
卵子の老化は赤ちゃんにどんな影響がある？ 30
COLUMN 染色体異常によるおもな病気 34
COLUMN 精子も老化する？ 36

卵子の老化Q&A
Q 卵子の老化は止められますか？ 39
Q 卵子の質をよくしてくれるような、不妊に効果的なサプリメントなどはあるのでしょうか？ 40
Q 自分が何歳まで妊娠できるか診断できますか？ 41
Q 40歳代後半になると、妊娠に至る可能性のある卵子はなくなるのでしょうか？ 41
Q ピルを飲んで排卵を止めている間は、卵子の老化も止まりますか？ 42

2 卵巣の働きと不妊
卵子の老化と卵巣の老化 46
卵巣ってどこにある？ 47
卵巣の働きは「排卵」と「ホルモン分泌」の2つ 50

2つの女性ホルモン 53
卵巣が働いているかどうか知るには？ 55
子宮も卵巣がコントロール 58
卵巣の寿命 61

卵巣の働きと不妊Q&A

Q 45歳を超えて出産は可能ですか？ 64
Q 最近、月経周期が不規則ですが、妊娠しにくいことと関係がありますか？ 64
Q 40歳代の妊活に大切なことは？ 65
Q 自然妊娠はだいたい何歳ぐらいまで可能でしょうか？ 40歳代の場合、初経の早い遅いは妊娠しやすさに関係ありますか？ 66
Q 最近、卵巣の余力がわかる検査があると聞きました。どこで調べてもらえますか？ 66

3 不妊治療でできること

卵子の老化と不妊 70
不妊の原因は？ 74
不妊症の検査にはどんなものがある？ 78
①排卵因子の検査 79
②卵管因子の検査 81
③子宮因子・頸管因子の検査 81
COLUMN 早発卵巣不全 83
不妊治療はいつ始める？ 84
不妊原因がはっきりしている場合の治療 85
①排卵誘発剤 85
②卵管・子宮の手術 87
不妊原因がわからない場合の治療 88
①タイミング法 89
②人工授精 92

③生殖補助医療（ＡＲＴ） 94
不妊治療を受けた女性の体験談 99
①5年間、治療を続けたMさん 99
②治療開始後、すぐに妊娠したHさん 101
③婦人科系の病気を抱えながら妊娠したKさん 102
卵子の老化に対してできること 103
COLUMN 男性不妊のこと 110
不妊治療だけが選択肢ではない 111
COLUMN ひろがる特別養子縁組 115

不妊治療Q&A

Q 不妊治療を受ける場合、メンタル面でのケアはあるのでしょうか？ 117
Q 「不妊治療」を掲げている病院なら、どこで治療を受けても同じですか？ 118
Q 35歳で結婚して、これまでに5回流産しています。不妊治療で解決できるのでしょうか？ 118

Q 不妊治療をしていることを周囲の人に知られたら、どう思われるか気になります。 119
Q 産婦人科で検査をしたところ、片方の卵管が通っていないそうで、不妊治療を勧められています。できることなら自然に妊娠したいのですが、むずかしいでしょうか？ 120
Q 不妊の場合、性交の回数は増やしたほうがいいのでしょうか？ 121
Q 不妊治療をすると決めているわけではないのですが、話を聞くためだけに産婦人科を受診してもいいものでしょうか？ 121
Q 不妊治療を2年以上していますが、まだ妊娠しません。妊娠しやすい治療はありますか？ 122

4 高齢妊娠・出産で気をつけたいこと

卵子の老化と高齢妊娠 126
高齢妊娠・出産ってなにが特別なの？ 127

加齢によって変わる卵巣と子宮 131
①卵子の老化 131
②子宮の変化 133
婦人科系の病気が妊娠・出産に与える影響 133
①子宮筋腫 135
②子宮内膜症 137
③子宮腺筋症 140
④子宮頸がん 140
COLUMN 前置胎盤 142
COLUMN 常位胎盤早期剝離 144
妊娠の2大合併症 145
①妊娠高血圧症候群 146
②妊娠糖尿病 148
出生前診断とは？ 150
①超音波検査 153
②絨毛検査 154

③羊水検査 154
④母体血清マーカー検査 155
⑤新型出生前検査 155
COLUMN 着床前診断 157

高齢妊娠Q&A

Q 妊娠したのですが、高齢出産のリスクが気になって、不安が消えません。 158
Q 35歳以上が高齢出産ということなら、出産の適齢期は何歳なのでしょうか？ 159
Q 高齢妊娠は危険だとか、染色体異常のリスクがあるとか、ネガティブなことばかり聞きますが、希望が持てるようなことはないのでしょうか？ 159
Q 子宮筋腫があります。40歳目前なので、手術などをしている間に卵子の老化が進むのではと不安です。子宮筋腫の治療をしてからでも妊娠できるでしょうか？ 162

Q 初産でなくても、35歳以上の出産はハイリスクとなるのでしょうか？ 163
Q 新型出生前検査（NIPT）に興味があるのですが、実際にはどれくらいの人が受けているのでしょうか？ 163
Q 出生前診断を受けるかどうか、迷います。産婦人科の先生の考えを伺いたいです。 164
Q 将来の出産に向けて、今、体調管理でできることはありますか？ 165

エピローグ 168
巻末資料 173

ブックデザイン｜アルビレオ
カバー・本文イラスト｜得能史子
本文図表｜さくら工芸社
編集協力｜大貫未記

「卵子の老化」と「高齢妊娠」の真実

プロローグ

女性も仕事を持つことが当たり前の時代になりました。やりがいを持って生活していくことは、非常に喜ばしいことです。しかし、仕事にやりがいを見出す一方で、結婚・出産は先送りになっていることも事実です。

結婚・妊娠が先送りになったことで、出産年齢の高齢化が起こっています（**図1**）。「出産適齢期」の女性と話をしていても、「まだ月経は順調だから、妊娠・出産はもう少し先に延ばしても大丈夫」と考えている人が少なくないことを感じます。

2016年に、22歳から34歳の社会人女性を対象におこなわれたアンケートの中で、「何歳まで女性は妊娠出産できると思いますか？」と質問したところ、もっとも多かった回答は「45歳まで」（20・8％）だったそうです（マイナビウーマン調べ）。5人にひとりは、「45歳まで妊娠・出産は大丈夫」と思っているということです。しかし実際には、45歳で自然妊娠するケースは非常に少ないです。

図1●出産年齢の変化

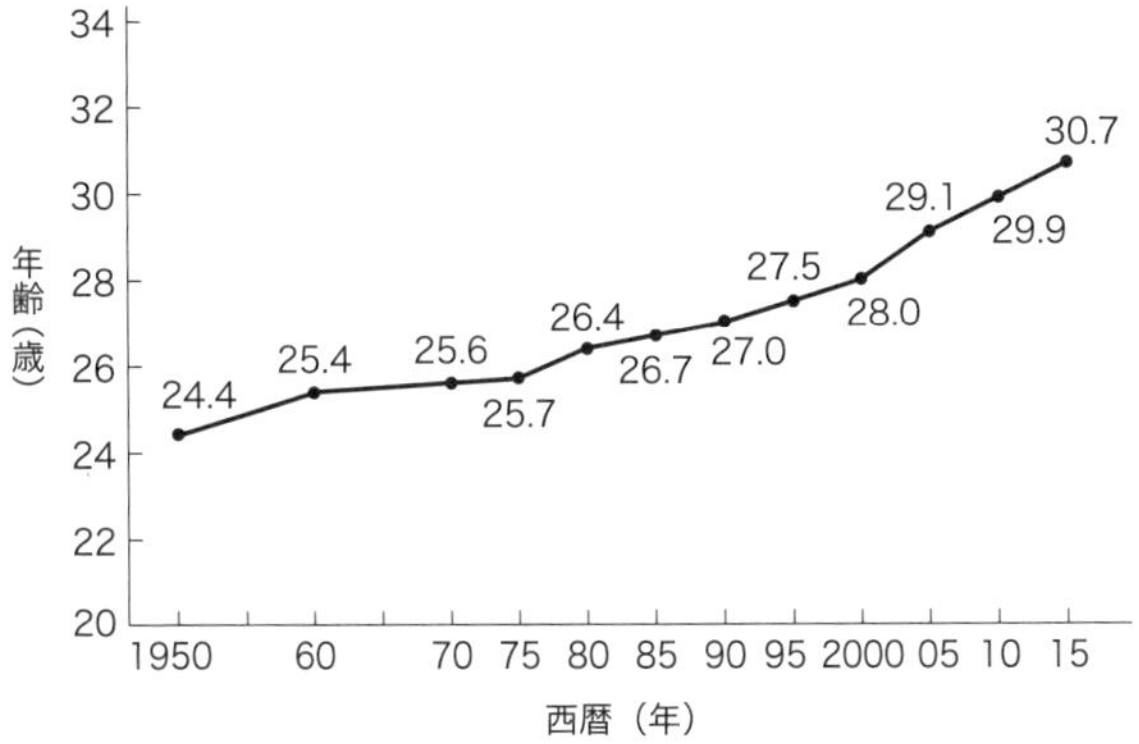

第1子出生時の母の平均年齢の変化を示しました

資料：厚生労働省「人口動態統計」

さすがに最近では、少子化とともに「卵子の老化」が知られるようになってきましたので、45歳まで妊娠できるという意識を持っている人は少なくなっているとは思います。しかし、有名人が40歳代、ときには50歳代で出産したというニュースを聞いたりすると、いくらまれなケースだとわかってはいても、「私は月経も順調だし、頑張ればきっとそのうちに子どもを授かるわ」と思う人も少なくないのではないでしょうか。

はっきり言っておきましょう。**「月経があれば、いつでも妊娠できる」というのは大きな間違いです**。年をとると、「妊娠に適した卵子」が確保できなくなるからです。つまり、**卵巣は卵子をスト**

ックしている臓器であって、新しい卵子を次々に生産している臓器ではないのです。

生まれたときに持っていた卵子は、自分が年齢を重ねると同時に年をとり、老化していくのです。卵子が老化するとどうなるのでしょう。受精率が低下したり、流産率が高くなったり、胎児の先天異常が増加したりすることになります。「私は月経が順調だから、まだ大丈夫だろう」と思っているうちに、医師から「希望は少ないです」と宣言されることもまれではありません。

じゃあ、卵子が老化したらどうなるの？　どうすればいいの？　もし、妊娠の可能性が低いなら不妊治療をすればいいの？　など、さまざまな疑問が湧いてくると思います。

卵子が老化したからといって、妊娠できないわけではありませんし、個人差が大きいので、「○歳以降は妊娠できない」とは言えません。ただ、20歳代と30歳代後半では、やはり違いがあるということなのです。

そして、タイムリミットは確実にやってきます。「私はまだまだ大丈夫」と思っている30歳代前半の人は、出産は少し先のことと考えているかもしれませんが、5年後には確実に30歳代後半になり、妊娠しにくくなってきます。もし、1年後に妊活を始めれば、5年後よりもずっと妊娠しやすいでしょう。個人差はあっても、早めに行動を起こすほうが「もう遅かった」ということになる可能性は低いのです。

もちろん、子どもが人生のすべてではありませんし、結婚して出産しないという選択肢や、結婚しないという選択肢もあるわけですから、子どもを持つ、持たないはそれぞれの選択でいいと思います。子どもはできなかったけれど、養子を迎えたいという人もいるかもしれません。特別養子縁組（115ページ・コラム）なら、戸籍上も自分の子どもになりますから、実子と同じように育てることができます。

子どもを持つことについてはいろいろな考え方があるでしょうが、どういう形を取るにしても、女性の皆さんには、子どもがほしくなったとき、なかなか妊娠しないときにどうすればいいいか、きちんとした知識を持っていてほしいと思います。


この本では、子どもがほしいと思ったときに出てくる疑問や不安を解消する糸口を示すことができればと考え、知っておくべき知識をわかりやすくまとめてみました。

第1章では、卵子の老化について、今わかっていることを解説しました。「卵子の老化」という言葉を知るだけでなく、それはいったいどういうことなのかをしっかり理解してもらえたらと思います。

第2章では、卵巣の働きについて述べました。一対の卵巣には、卵子がたくさん貯蔵されているだけではなく、女性ホルモンを分泌するという大切な働きがあります。卵巣に、生殖にかかわる以外の働きがたくさんあることに、驚かれると思います。

第3章では、なかなか妊娠しない、妊娠しにくい病気になってしまった、というとき、どんな治療があるのかを解説します。日本は、生殖補助医療をおこなっている施設の数が世界でもトップクラスです。そして、不妊治療をおこなっても妊娠できない場合には、どんな選択肢があるかについても触れます。

第4章では、高齢で妊娠したとき、卵子の老化していない若い人とはどこが違うのかについて説明していきます。一方で、高齢妊娠にもデメリットだけではなく、メリットもたくさんあります。それもお話ししましょう。

産婦人科医としてたくさんの女性とかかわる中で、「胎内に子どもを宿す」という特性を持った女性には、「子どもがほしいと思ったときにはもう遅かった」ということがないように「生殖可能な年齢に達したら読む本」が必要だと思って書きました。ぜひ、参考にしてください。

1

「卵子が老化する」ってどういうこと？

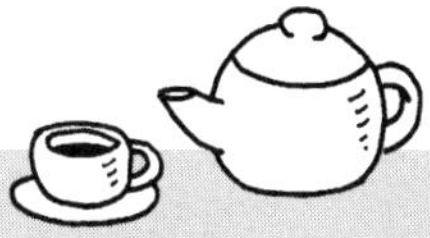

CHECK LIST

あなたはどこまで知ってる？

卵子の老化・基礎知識

正しいと思うものに✓チェックを入れてください。

□ 閉経を迎えていなければ（月経があるうちは）妊娠できる

□ 婦人科系トラブルがなければ、35歳を過ぎていても問題なく妊娠できる

□ 卵子の老化は、閉経してから急速に進む

□ 35歳を過ぎても、「体にいい」ことをいろいろやっていれば不妊の心配はない

□ 婦人科検診で異常がなければ、いつでも妊娠できる

□ 妊娠しにくくなるのは40歳以降。39歳までは問題ない

□ 不妊治療をすれば、ほぼ間違いなく子どもが授かる

□ 同じ年齢なら、体力がある人のほうが妊娠しやすい

□ 病院で治療を受ければ、卵子の老化を予防できる

□ 月経が不順でも、妊娠には問題ない

□ 45歳を超えても自然妊娠は可能

＊ここに挙げた項目はすべて、×または△（どちらともいえない）です。3個以上チェックした人は、卵子の老化についての知識が不足しています。本書をしっかり読んで、正しい知識を身につけてください。

図1-1 ● 年齢による卵子の数の変化

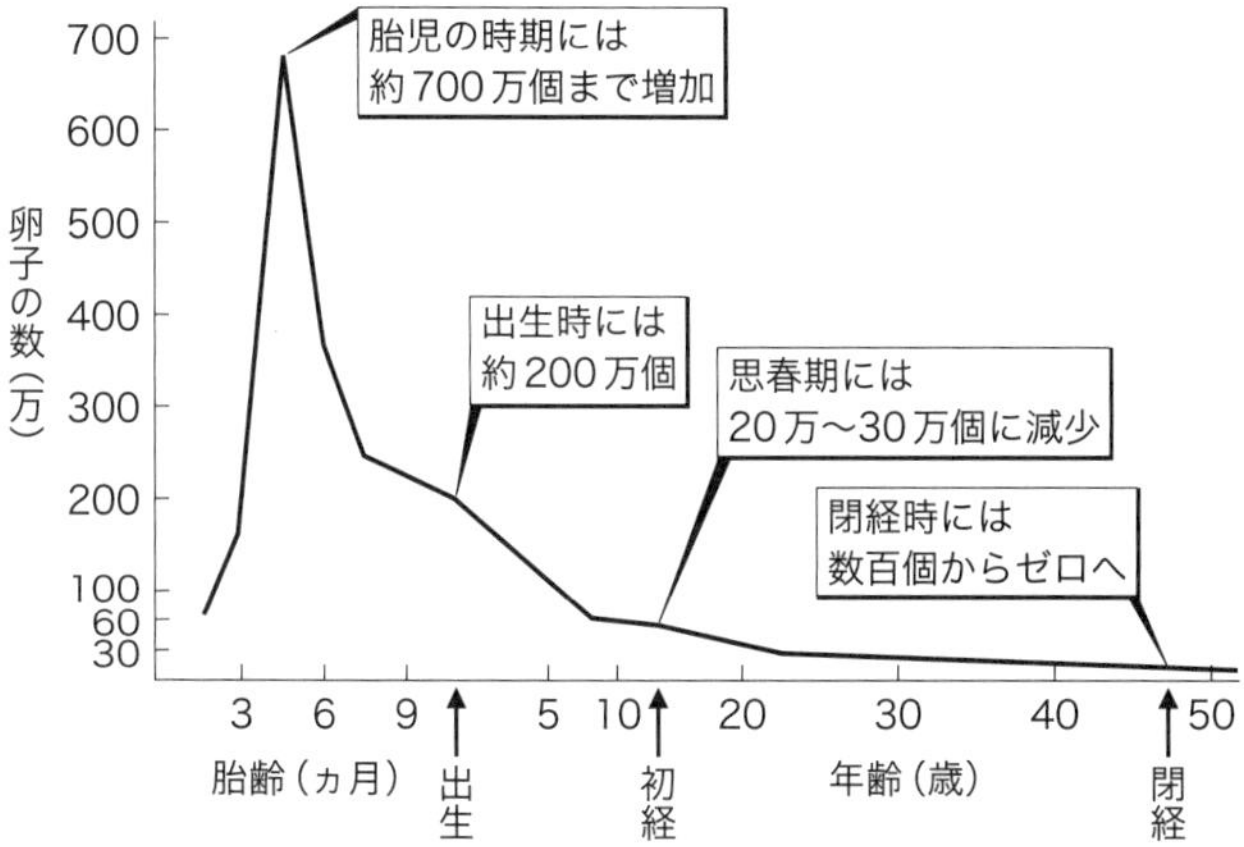

Baker TG. Gametogenesis, Acta Endocrinol Suppl 166;18-42,1972を一部改変

女性は一生分の卵子を持って生まれる

女性の持っている卵子は、お母さんのお腹の中にいる胎児の時期にもっとも多く作られます。ピークの時期には700万個ぐらいありますが、その後、卵巣の中の卵子は減少していき、生まれてくるときには200万個ほど、思春期になると20万～30万個になります（**図1-1**）。これは、男性が生涯を通じて精子を作り続ける（もちろん、加齢による減少はありますが）のとは対照的です。

卵子がどんどん減っていくなんて心

配、と思う人も多いかもしれませんが、女性が一生のうち排卵するのは400〜500個ですので、卵子の利用率は1％以下で、数は十分にあります。排卵しなかった多くの卵子は、卵胞とよばれる袋の中に入ったまま、消滅します。

卵胞は、生殖可能年齢を過ぎると1ヵ月に約1000個の割合でなくなっていき、閉経の数ヵ月前には数百個ぐらいになってしまいます。閉経を迎えると卵胞は消失し、卵巣は活発に働いていたときの半分程度、小指の先ぐらいの大きさの固くて白

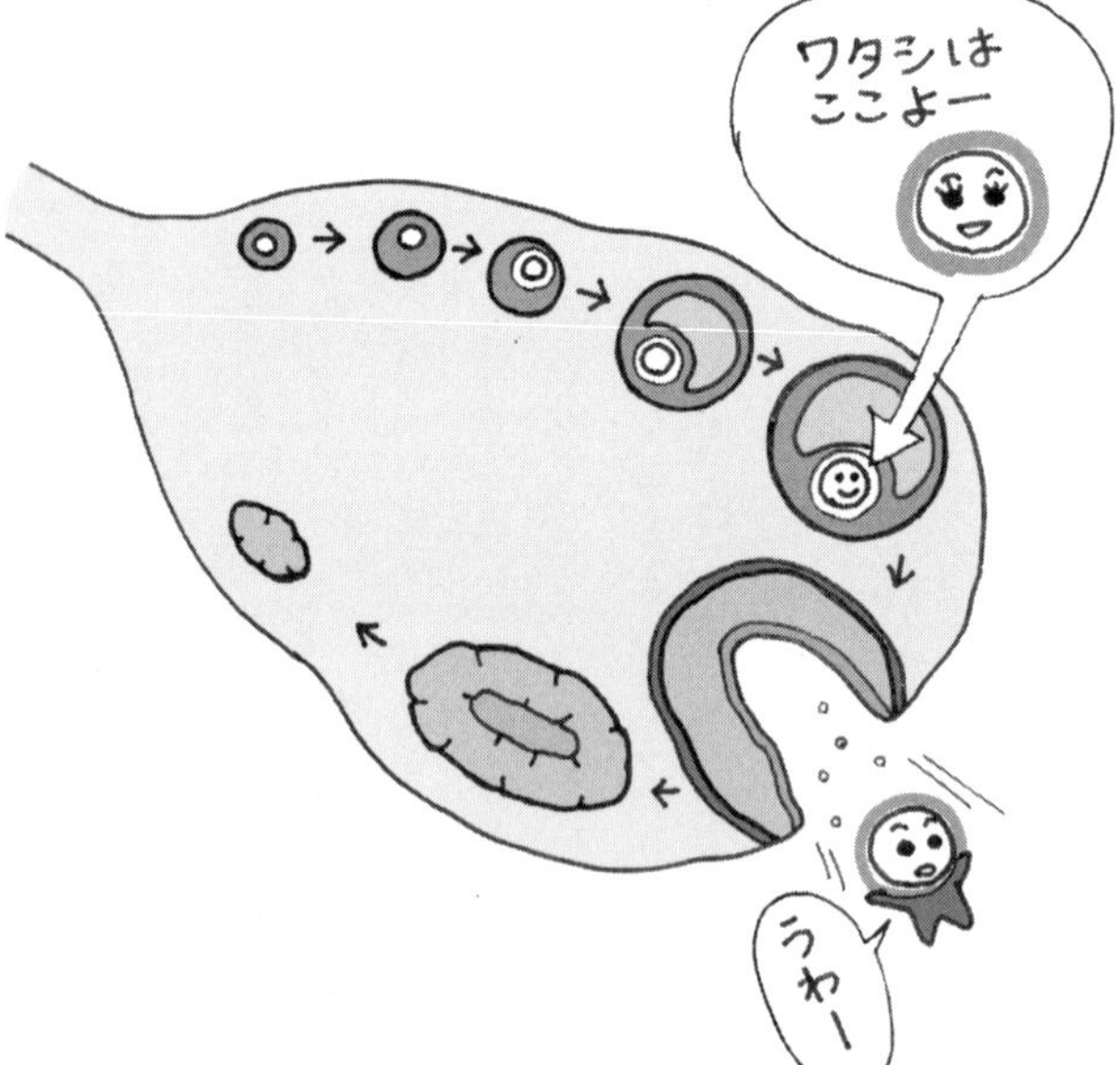

い塊となります。

卵子の老化って?

「一生分の卵子を持って生まれる」ということは、年を重ねるとともに、卵子も「年をとる」わけです。では、「卵子が老化する」とは具体的にはどういうことでしょうか。これは**「卵子の質が低下する」**ということです。卵子の質が低下すれば、妊娠する力（妊孕力《にんようりょく》といいます）も低下してしまいます。つまり、卵子の老化が不妊の一因となるのです。

図1-2 ● 卵子提供を受けたほうが出産率が高い

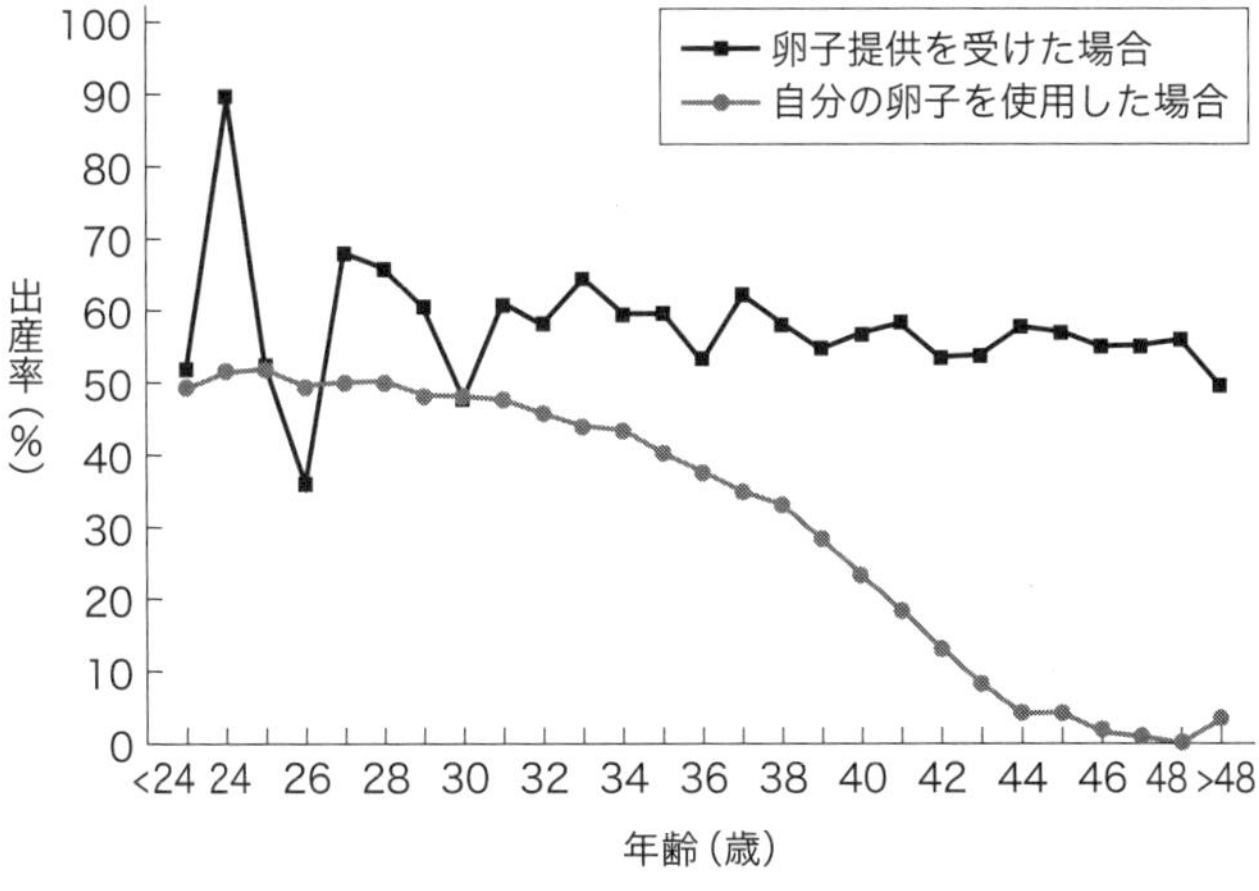

体外受精による出産率を比較したものです

Centers for Disease Control and Prevention, Percentages of Transfers Using Fresh Embryos from Donor or Nondonor Eggs That Resulted in Live Births, by Age of Woman, 2012より作成

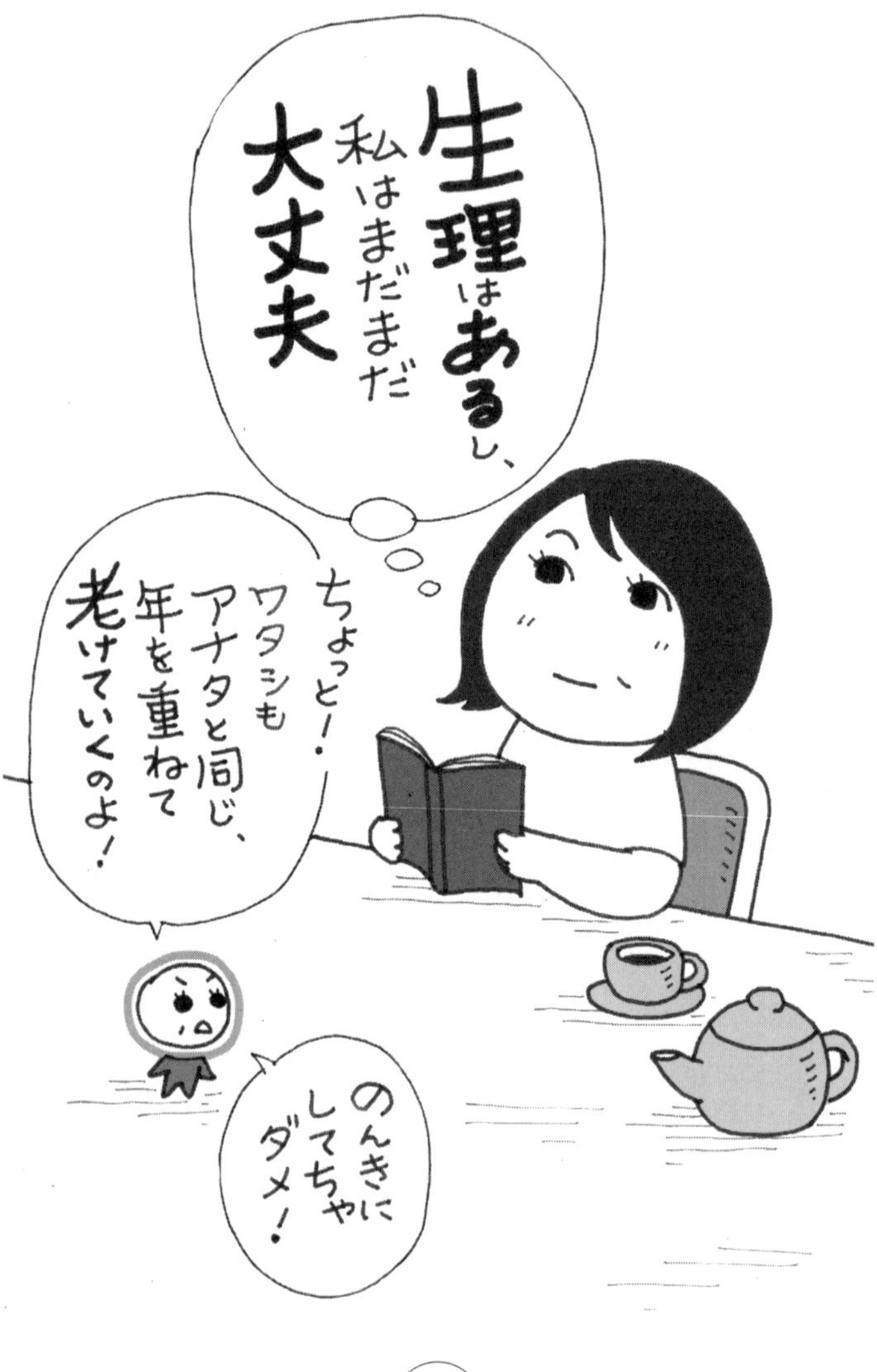
生理はあるし、
私はまだまだ
大丈夫
ちょっと！
ワタシも
アナタと同じ、
年を重ねて
老けていくのよ！
のんきに
してちゃ
ダメ！

自分で卵子の老化を自覚することは難しく、「月経があるうちなら妊娠は可能」と思ってしまいがちです。しかし、**図1-2**（21ページ）を見るとそうでないことがわかるでしょう。卵子提供（107ページ）によって若いドナーの女性の卵子を使用したときの出産率は、母体が高齢になってもほとんど変化しません。一方、自身の卵子を使用した人の出産率は、35歳から低下してしまうのです。つまり、**年齢が高くなり、卵子が老化すると、妊娠しにくくなる**ということになります。

また、35歳を超えると、妊娠しにくくなるだけでなく、流産が多くなったり、ダウン症などの染色体異常が起こりやす

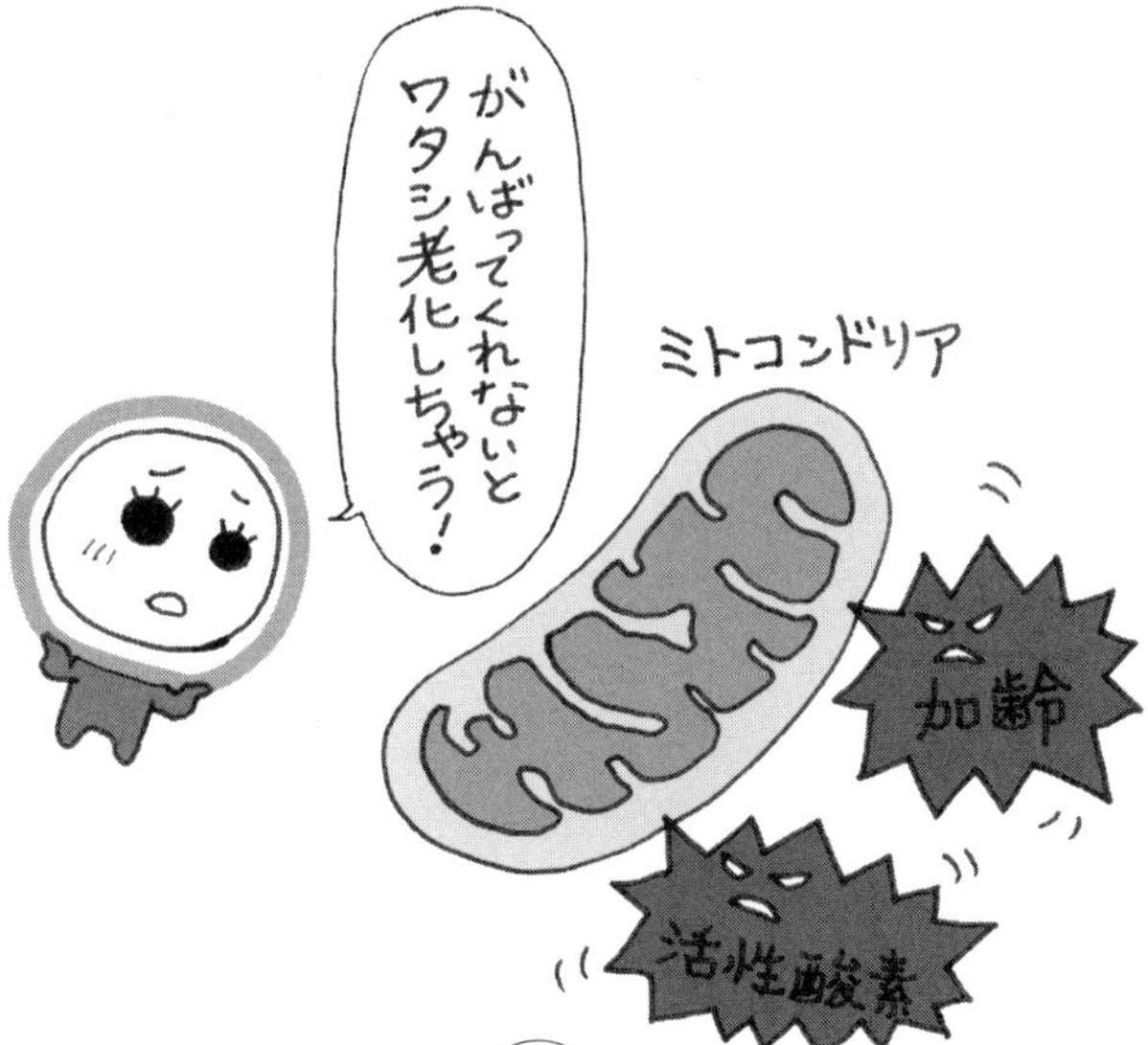
がんばってくれないとワタシ老化しちゃう！
ミトコンドリア
加齢
活性酸素

くなったりします。このことについては、第4章でくわしく説明します。

卵子が老化する原因ははっきりわかっているわけではありませんが、いくつかの説があります。「細胞内の糖分や脂質などの栄養素を分解してエネルギーを生み出すミトコンドリアの加齢が原因である」「組織にダメージを与える活性酸素がミトコンドリアに影響する」という説のほか、「染色体の末端にあって、染色体の安定性を保つテロメアが関係している」という可能性が指摘され、細胞の核にあるＤＮＡの損傷を修復する働きを持つ遺伝子との関係も発表されました。

どれかが決定的な原因というわけではなく、とにかくいろいろな要因が関係しているようです。

卵子の老化は測れるの？

加齢による卵子の老化は、ある程度仕方がないとしても、もし、卵子の老化が早くわかれば対策が取れるかもしれない、と思うのは当然です。卵子の老化には個人差があるということですが、自分の卵子が今どのくらい老化しているのかを測る方法はないのでしょうか。

図1–3 ● AMH(抗ミュラー管ホルモン)

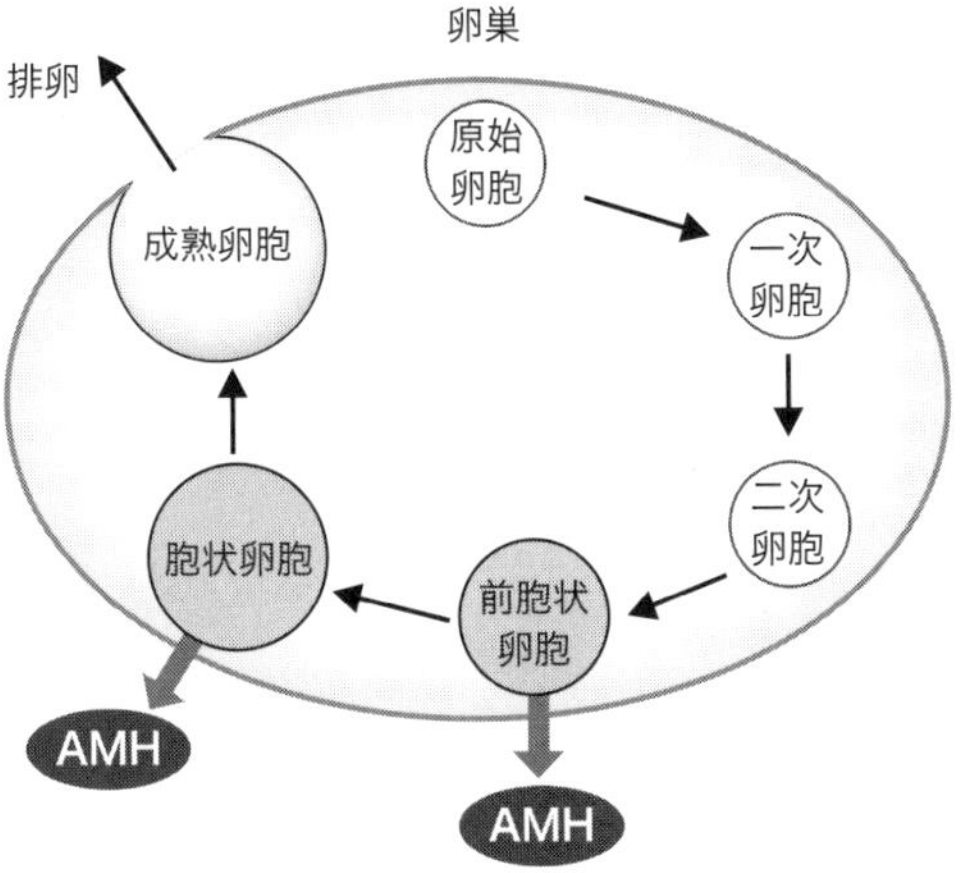

残念ながら、**卵子そのものの老化を測ることはできません。**とはいえ、「卵巣の老化」を測る方法はいくつかあります。たとえば、複数のホルモンの値を測ったり、卵巣の体積や血流を調べたり、卵巣内の小さな卵胞の数を数えたりするほか、卵巣を薬で刺激し、反応を見ることもあります。これらの結果を合わせて総合的に評価するのです。

また、最近では、抗ミュラー管ホルモン(Anti-Müllerian Hormone:AMH)の測定がおこなわれています。

AMHは、卵巣内にある前胞状卵胞や2〜7㎜ぐらいの胞状卵胞、つまり、まだ成熟していない小さな卵胞から分泌されています(**図1–3**)。ですから、卵胞の数が多ければAMHの値は高くなりますが、閉経している場合や先天的に卵巣に卵胞が少ない場合、あるいは抗がん剤療法や放射線療法を受けて卵巣機能が低下した場合には低い値が出ます。

AMHの値は、卵胞の数の指標となりうるので、「卵巣の余力」を知るために参考にすることはできるでしょう。

COLUMN

卵子の老化を加速させる生活

加齢によって卵子が老化することは避けられませんが、生活習慣によっては、卵子の老化がさらに進んでしまうことがあります。

代表的な要因は、「冷え」です。冷えは、ストレスや運動不足、夏のエアコン、体をしめつける服、ダイエットなどで起こると言われていますから、まさに現代社会の病とも言えますね。

西洋医学には「冷え症」という病はないので治療することはありませんが、東洋医学では、冷え症がすべての体調不良につながるという概念があります。不妊

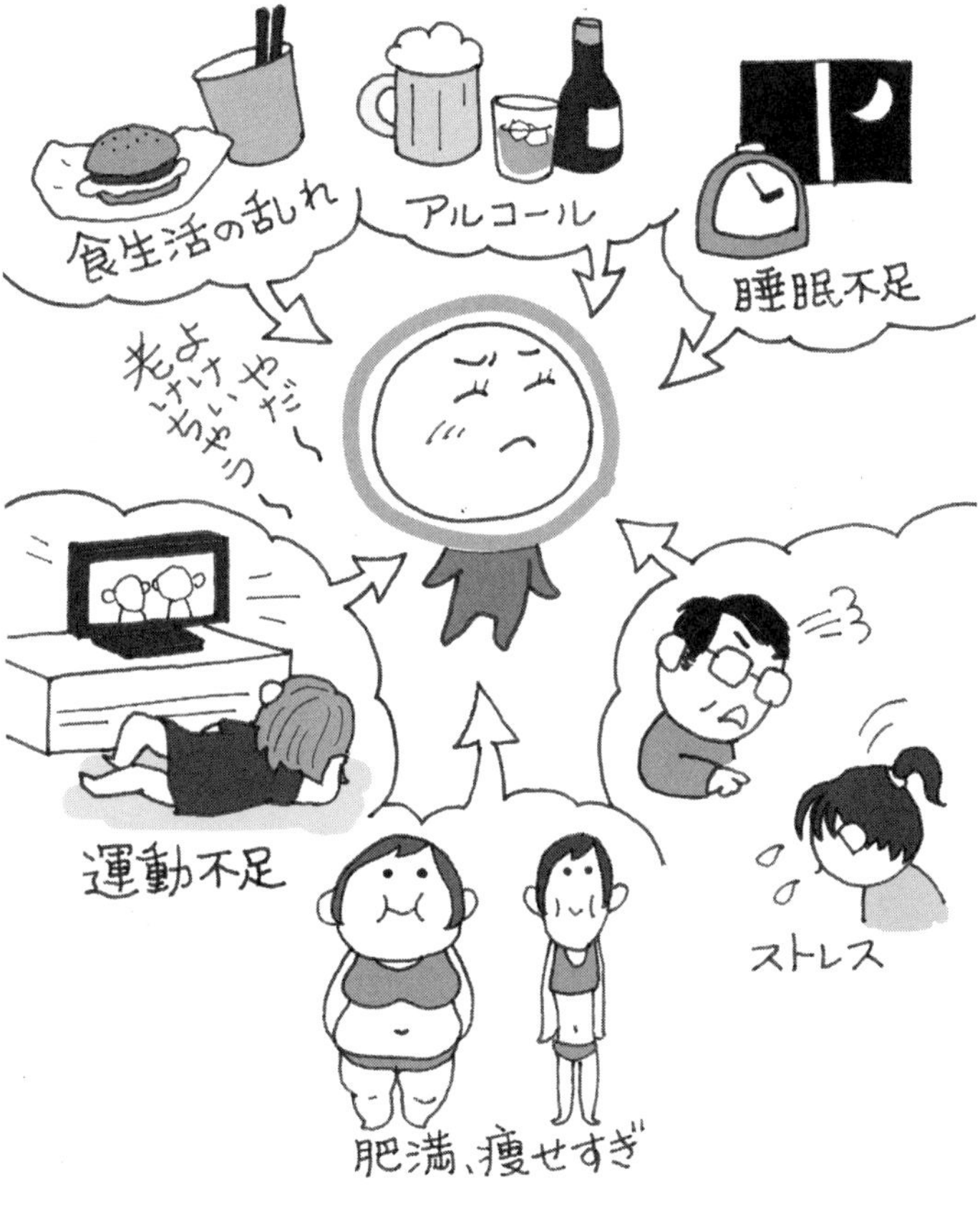
食生活の乱れ
アルコール
睡眠不足
老けちゃう～
よけいやだ～
運動不足
ストレス
肥満、痩せすぎ

もそこに含まれていて、冷え症だと子宮や卵巣への血液循環が悪くなり、ホルモンの分泌にも影響を及ぼすということです。現在、不妊治療では生殖補助医療が脚光を浴びていますが、東洋医学の漢方療法も体のバランスを整える目的で使用されています。

冷え以外に卵子の老化を加速させるのは、食生活の乱れ、アルコール、睡眠不足、喫煙、肥満・痩せすぎなどです。つまり、卵子の老化を遅らせるためには、こういった「老化を加速させる要因」を避ける生活をすればいいのでしょうが、現代社会に生きていると、簡単なことではないかもしれません。

何歳まで妊娠できる？

先ほどもお話ししたように、たとえ閉経を迎えていなくて、月経があるからといって、必ずしも妊娠できるわけではありません。それでは、いったい何歳まで妊娠が可能なのでしょうか。57歳での自然妊娠のギネスレコードは別として、一般的には45歳ぐらいまででしょうか。

図1-4 ● 加齢に伴って妊娠しにくくなる

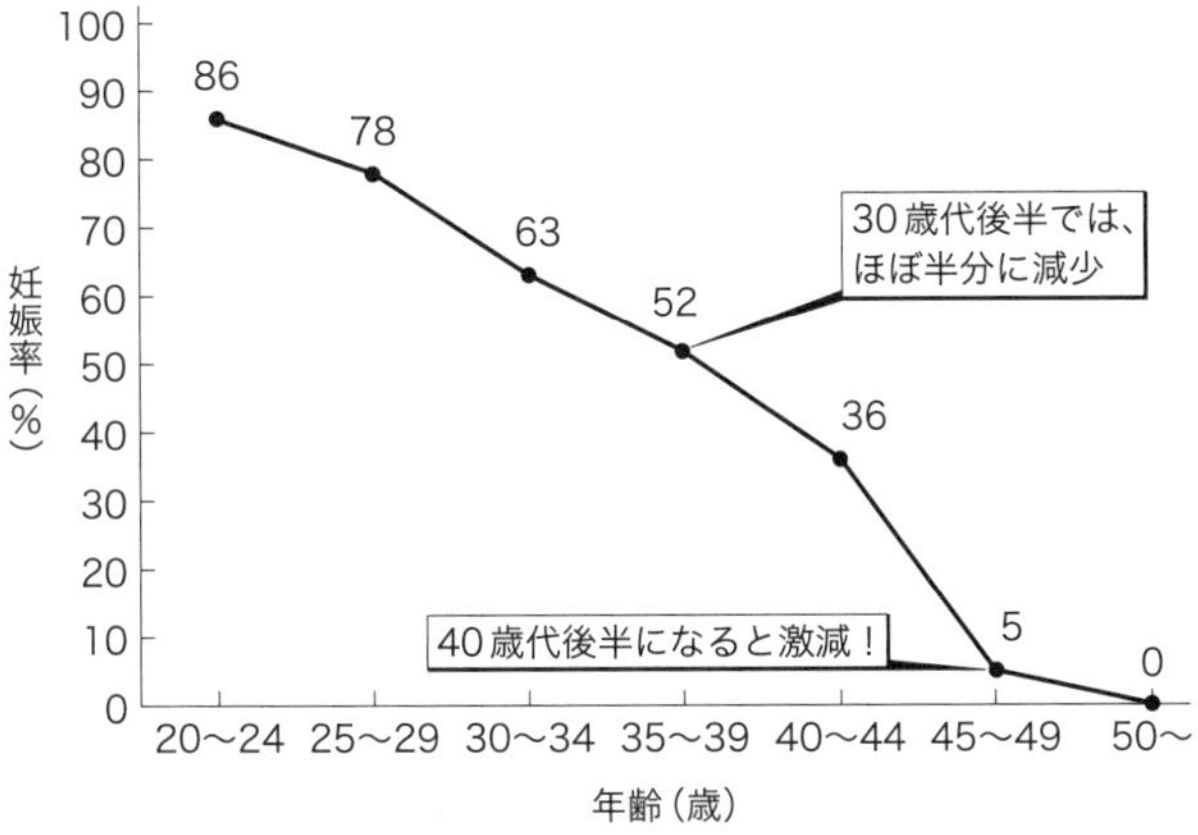

1年間、避妊しなかった場合の妊娠率を示しています

M. Sara Rosenthal, The Fertility Sourcebook, Third Edition (2002)

図1-4を見ると、妊娠しにくい人は35歳でほぼ半数になり、45歳以降では90％以上、50歳では100％近く妊娠していません。これはおもに卵子の質の低下に起因するもので、残念ながら、これが現実です。

もし、結婚したときにはもう高齢妊娠（初産婦で35歳以上）と言われる年齢だった場合、「卵子は老化する」なんて言われてもどうすればいいの……なんて思ってしまいますよね。でも、そんなに絶望的にならなくても大丈夫です。卵子の老化には個人差がありますし、頑張っても難しそうなら、不妊治療もあります。

とはいえ、自然に妊娠できなかっ

た多くのカップルが不妊治療の恩恵を受けている一方で、妊娠を希望するすべての方の希望を叶えることはできていないのも事実です。不妊治療については、第3章でくわしく解説します。

卵子の老化は赤ちゃんにどんな影響がある？

卵子が老化すると妊娠しにくくなりますが、妊娠した場合に、卵子の老化は生まれてくる子どもに何らかの影響があるのでしょうか。

一番大きな影響といえるのは、**染色体異常の子どもが生まれる確率が高くなる**ことでしょう。たとえば、ダウン症の子

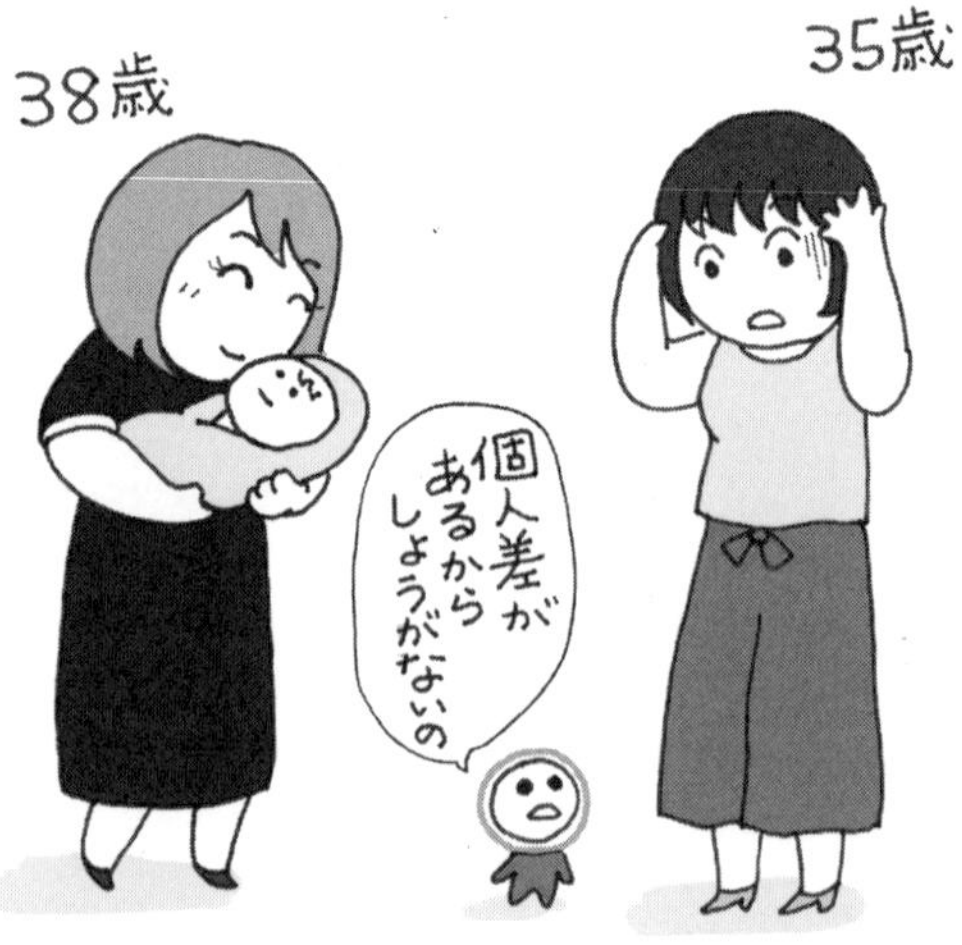

35歳
38歳
個人差があるからしょうがないの

どもは23対(46本)ある染色体のうち、21番目の染色体を1本多く、つまり3本持って生まれてきます。

生殖細胞である精子と卵子は、合体してひとつの受精卵となるため、卵子や精子になる過程で染色体(46本:常染色体22対+性染色体1対)が半数になるように分裂します。それを減数分裂といいますが、一部の染色体の分裂がうまくいかずに不分離が起きると、その染色体は1本多くなってしまいます(図1-5)。

すると、卵子と精子が受精して受精卵になったときも染色体は1本多いままで、普通は2本(1対)であるところが、3本になります。このような染色体異常のことをトリソミーといいます。ダ

図1-5 ● 染色体の不分離の例

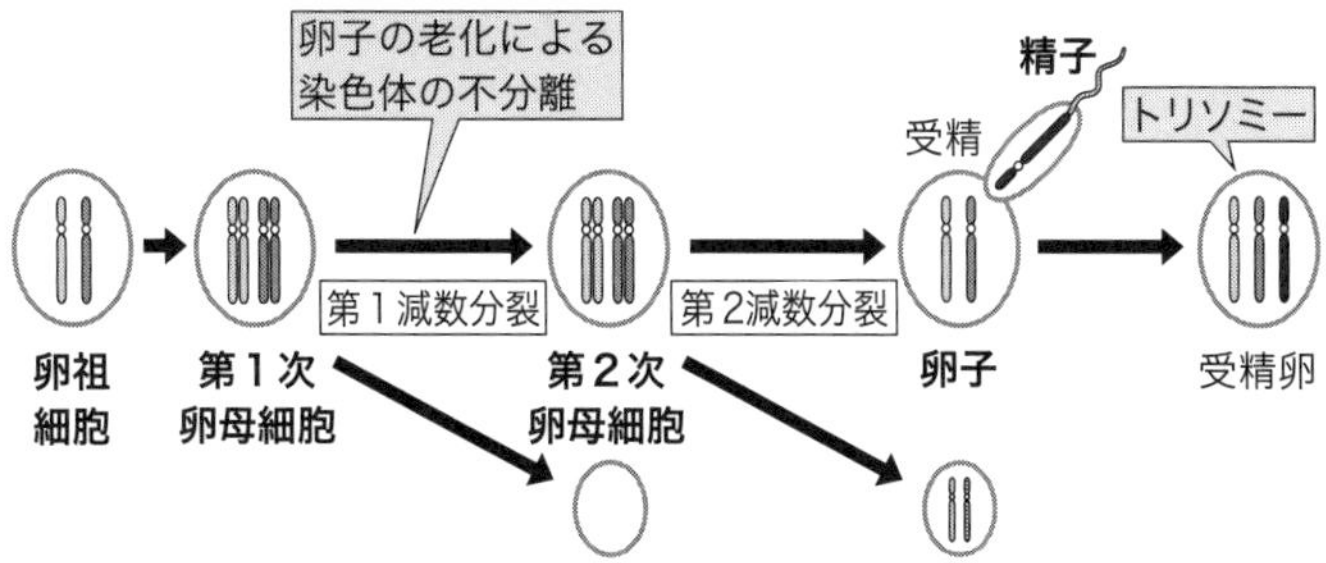

染色体が半数になる減数分裂がうまくいかずに不分離が起こると、受精卵の染色体数が多くなってしまいます。不分離は第2減数分裂で起こる場合もあります。図では、第1減数分裂で不分離が起こった例を示しました

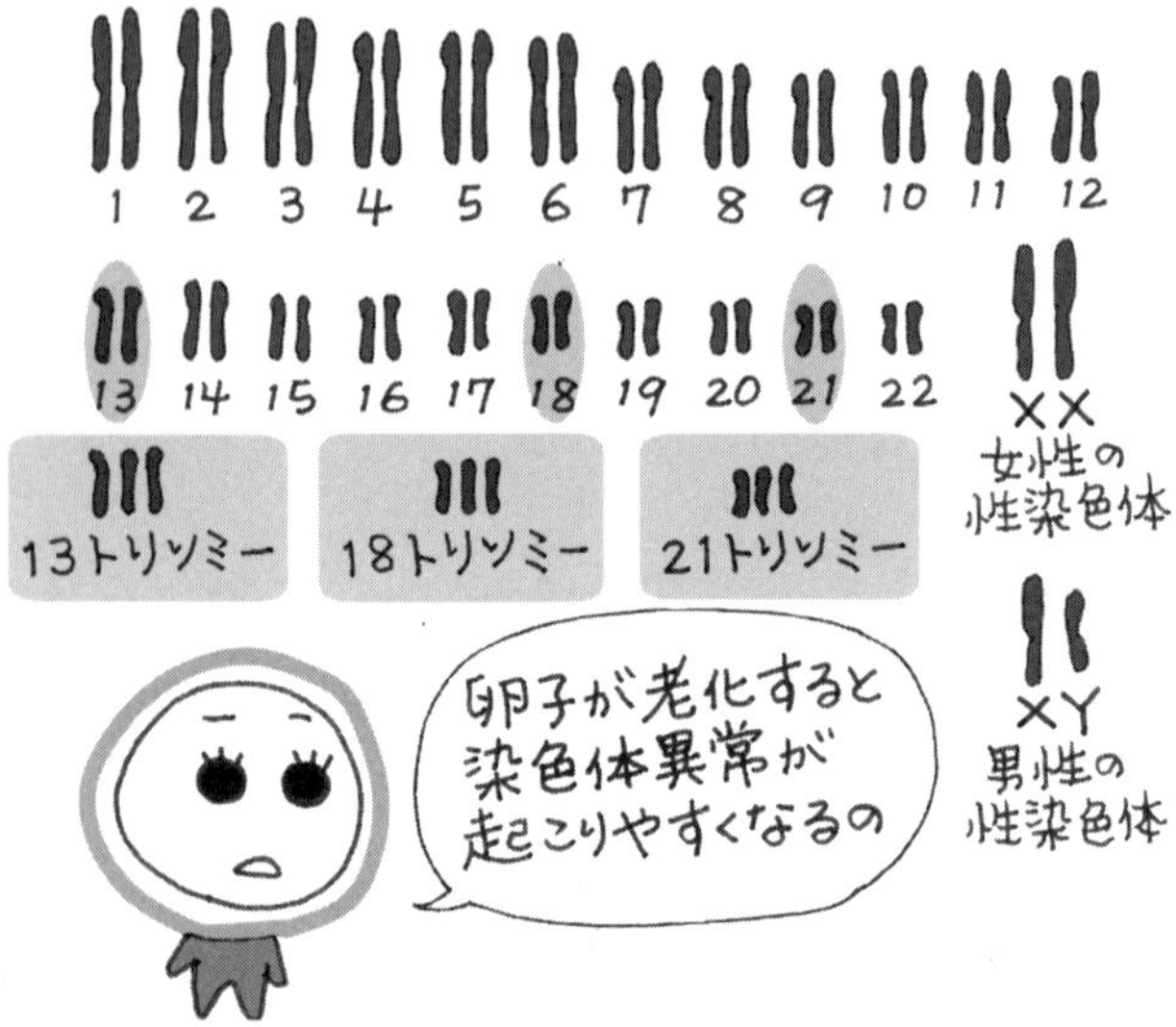

ウン症はそのひとつです。

21番目の染色体が3本の21トリソミー（ダウン症）のほか、18トリソミー（エドワーズ症候群）、13トリソミー（ペイトウ症候群、パトー症候群）などがあります（34ページ・コラム）。そのほかの染色体で数の異常が起きた場合は、ほぼ流産の経過をたどります。

染色体異常としてもっとも多いダウン症の場合も、出生に至るのは20%程度です。母親が高齢になると卵子の老化によって染色体の不分離が起こりやすくなるため、ダウン症も増加します（**図1-6**）。

また、卵子の老化とは別の問題で

図1-6 ● 母親の年齢と子どもの染色体異常のリスク

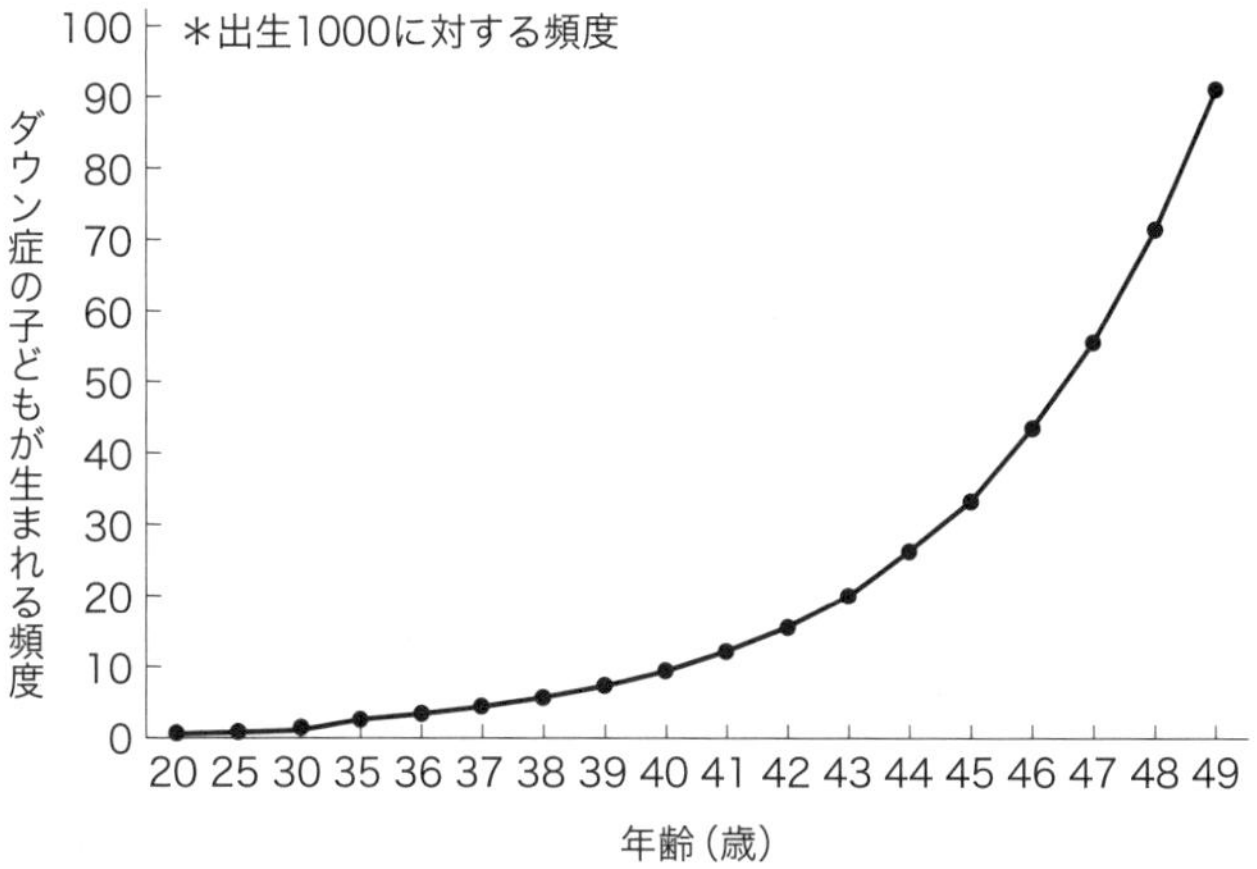

Hook EB. Obstet Gynecol. 1981 Sep;58(3):282-5.、Hook EB, Cross PK, Schreinemachers DM.JAMA. 1983 Apr 15;249(15):2034-8. より作成

すが、高齢になるほど、子宮頸がんの治療後であったり、子宮筋腫を合併していたり、高血圧、糖尿病などの持病があったりする人が増加する傾向にあります。そういった場合、子宮内での胎児の発育が悪くなる可能性も高くなりますし、流産の確率も高くなってしまいます。そのほか、卵子の老化が原因かどうかはっきりしないものの、母親が高齢になると増える異常として、染色体異常によらない形態異常や子宮内胎児死亡などがあります。

高齢妊娠については、第4章でくわしく説明します。

COLUMN

染色体異常によるおもな病気

●21トリソミー（ダウン症）

1866年に英国の眼科医ジョン・ラングドン・ハイドン・ダウンがダウン症についての論文を発表したのち、1959年にフランス人のジェローム・レジューンらが、ダウン症の子どもたちが21番目の染色体が1本多いトリソミーであることを発見しました。

母親の年齢が上昇するにつれて発生頻度は高くなり、25歳未満でおよそ2000人にひとり、35歳で300人にひとり、40歳で100人にひとりと言われています。つり上がった眼の特徴的な顔貌と知的障害を伴い、低身長や肥満の傾向を持つほか、先天性心疾患やその他の異常を伴うことが多いとされていますが、大学に通っているケースもあり、個人差が大きいようです。

●18トリソミー（エドワーズ症候群）

ダウン症に次いで多いトリソミーで、約5000人にひとりの発生頻度と言われています。ダウン症と同様、母親が高齢になると発生頻度が高くなります。発育障害、形態異常といった身体的な障害、知的障害、さらに心臓・腎臓・中枢神経系の異常が重篤で、95％は流産します。生まれてきた場合も、およそ90％は1歳までに死亡し、一般にダウン症よりも寿命が短いです。

●13トリソミー（ペイトウ症候群、パトー症候群）

約1万人にひとりの発生頻度と言われています。重度の精神遅滞、多くの異常（口蓋裂、小眼球、心臓の異常、生殖器の異常など）があり、80％は生後1ヵ月以内に死亡し、1歳まで生きるのは10％未満です。

●ターナー症候群

正常では、女性はX染色体（性染色体）を2本持っていますが（XX）、それが1本（X）となっている異常です。父方（精子）の減数分裂の異常によることが多いと言われていますが、はっきりとした原因はわかっていません。報告者であるアメリカの内分泌学者、ヘンリー・ターナーの名前から付けられました。

発生頻度は女の子1000人にひとりと言われていて、98％は自然流産となります。低身長、無月経（月経があることもあるが、早期に閉経となる）のほか、糖尿病になりやすかったり、心奇形、腎奇形を伴ったりすることもあります。

COLUMN

精子も老化する？

かなり前の話ですが、7歳の子どもを持つ女性が「もうひとり子どもがほしいと思っているけれど、なかなか妊娠しない」と受診されました。検査をしても女性に問題はありません。夫は自分には問題がないと思い込んでいたのですが、妻の強い希望で検査をすると、かなり精子が少なくなっていました。

男性にも加齢による変化はあります。女性の閉経にあたる状態はありませんが、年をとると精液の状態が悪くなるのです。運動精子が減ったり、染色体の異常が増加したりといったことが起こります（**表1-1**）。

一般的に、精液量は30～35歳がピークで、55歳を過ぎるとかなり減少します。また精子の運動能力、つまり元気の良さは25歳以前がもっとも活発で、55歳を過

表1–1 ● 男性の年齢と精液の状態

年齢	<40歳	40～49歳	≥50歳
精液量(mL)	3.7	2.7	2.1
精子濃度(10^6/mL)	76	76	59
精子運動率(%)	57	53	43
総運動精子数(10^6)	262	160	110

Stewart AF and Kim ED. Fertility concerns for the aging male. Urology 78:496-499, 2011 より作成

ぎると半分ほどに低下するそうです。

精液の状態は季節によっても差があるらしく、イスラエルの研究チームによれば、冬から初春の精子は運動率が良く、異常も少なく、それ以外の季節は質が低下したとのことです。

しかし、精液の状態がかなり悪くても、体外受精や顕微授精などの生殖補助医療で治療すれば妊娠することも多いので、男性への積極的な治療は少ないようです。

もっとも、生殖補助医療で治療は可能といっても、ブラジルのハンチントン生殖医療センターのポーラ・フェットバック氏の報告では、若く健康な女性から卵子提供を受けた体外受精での

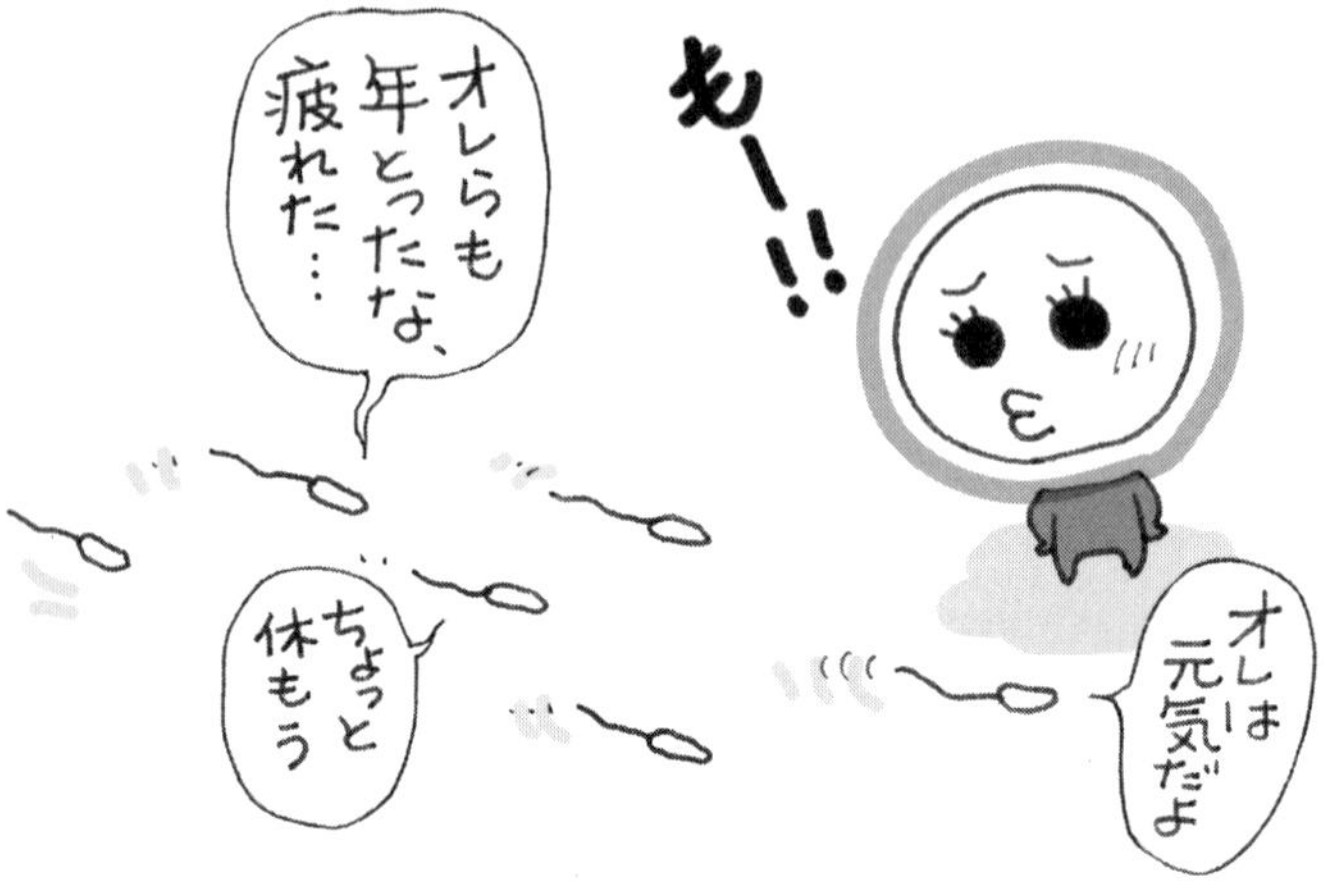
もー!!
オレらも年とったな、疲れた…
オレは元気だよ
ちょっと休もう

成功率は、男性が41歳の場合では60%でしたが、45歳では35%に低下したということです。男性の加齢による妊娠率の低下も避けられないようです。

また、男性が45歳以上の場合では、男性が25歳未満の場合と比べて自然流産の確率が約2倍になるというデータもあります。

さらに、子どもに自閉症や統合失調症などの精神疾患や発育障害、心臓の異常が増える、という報告もあります。

今まで、世の中は不妊や流産を女性だけの責任にしてきた傾向にありますが、それは間違いということですね。

卵子の老化Q&A

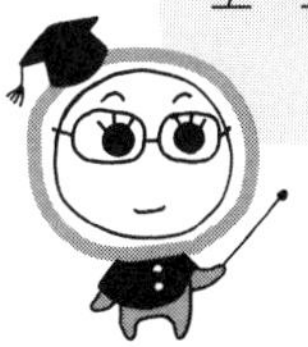

Q 卵子の老化は止められますか?

34歳女性

A 残念ながら、誰しも年をとるのを避けられないように、どんな方法をとろうと、卵子の老化を食い止めることは、今のところできません。ただし、体の老化のスピードに個人差があるように、卵子の老化もみな同じスピードで進んでいくわけではありません。極端に早い人もいますし、比較的、遅い人もいます。

卵子の老化を避けられないならば、若いうちに卵子の凍結保存をしたらどうかということも話題に上がっています（104ページ）。実際におこなっている施設もありますが、今のところ成功率はそれほど高いわけではありませんし、費用的にもかなりの負担となります。

Q **卵子の質をよくしてくれるような、不妊に効果的なサプリメントなどはあるのでしょうか？**

42歳女性、38歳女性

A 不妊症に効く、あるいは卵子の質を上げるということに関して、エビデンス（科学的証明）のあるサプリメントはまだ出ていません。

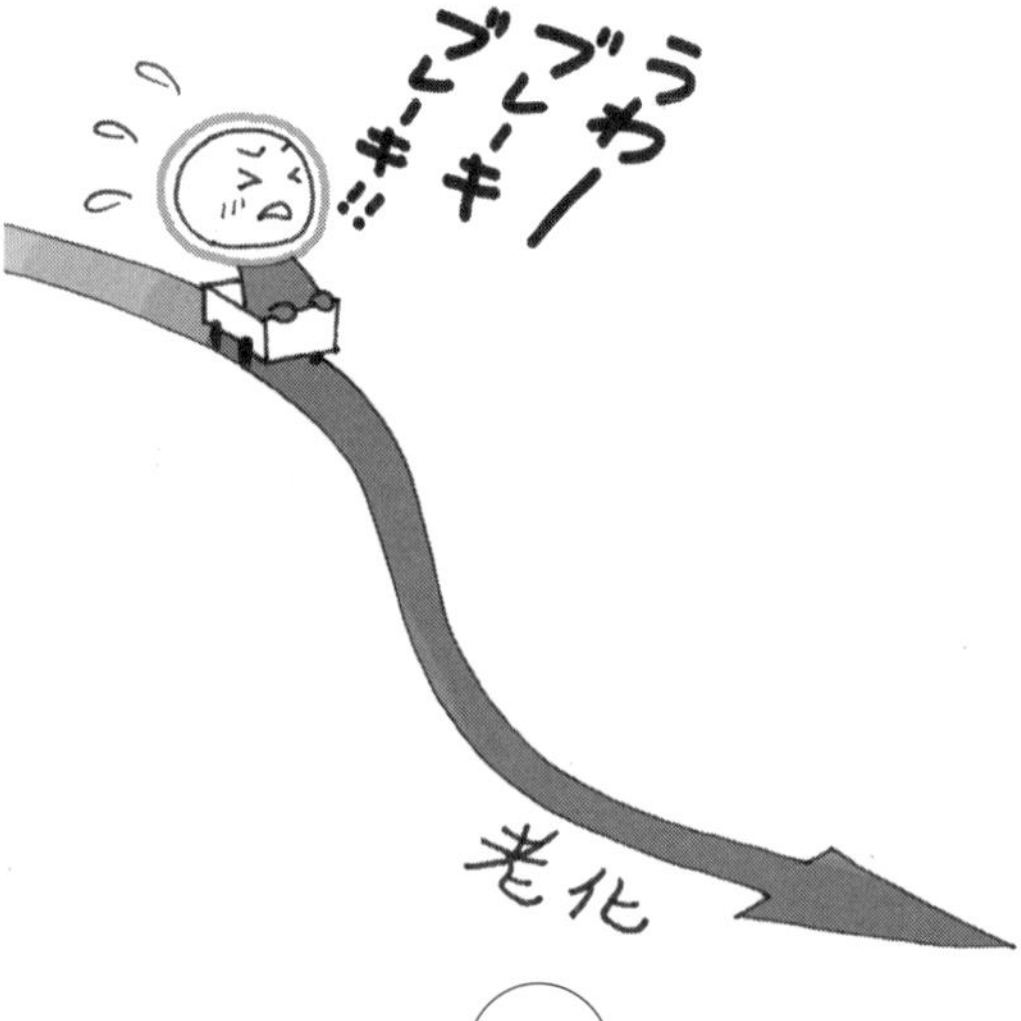

Q 自分が何歳まで妊娠できるか診断できますか?

34歳女性

A 何歳まで妊娠できるかに関しては、個人差がありますのではっきりしませんが、妊娠率は35歳を過ぎると下降し、44〜45歳以降はかなり難しくなります。

どれだけの卵子が残っているかを調べたり(抗ミュラー管ホルモンの測定・25ページ)、どれくらい卵巣の予備能力があるかを調べたりすることはできるのですが(卵巣への刺激ホルモンなどの検査)、妊娠に影響する卵子の「質」を判断する検査方法はありません。

Q 40歳代後半になると、妊娠に至る可能性のある卵子はなくなるのでしょうか?

45歳女性

A 残念ながら、ほとんどゼロに近いと考えられます。すでにお話ししたように、卵子は新たに作られることはありません。40歳代後半の妊娠ということですが、この時期の卵子はかなり老化しており、妊娠することはとても困難と考えていただいたほうがいいでしょう。

Q **ピルを飲んで排卵を止めている間は、卵子の老化も止まりますか？**

37歳女性

A 妊娠中や授乳中は、卵巣は排卵しません（授乳中は、一部の人は排卵・月経がありますが、多くの人では授乳中に分泌される乳汁分泌ホルモンが排卵を抑えます）。ですから、妊娠回数が多く、授乳期間が長ければ、排卵の回数が少なくなって、失われる卵子も少なくなります。排卵の回数が少なければ、卵巣のダメージも少なくなりますから、老化を止めるとまではいかなくても、質の良い卵子が長く残ることにはなります。

ピルは、排卵しない、つまり妊娠しているのと同じ状態を作り出します。今すぐ妊娠を望んでいないのであれば、しばらくはピルを服用し、卵巣を休めておくのもいいかもしれません。

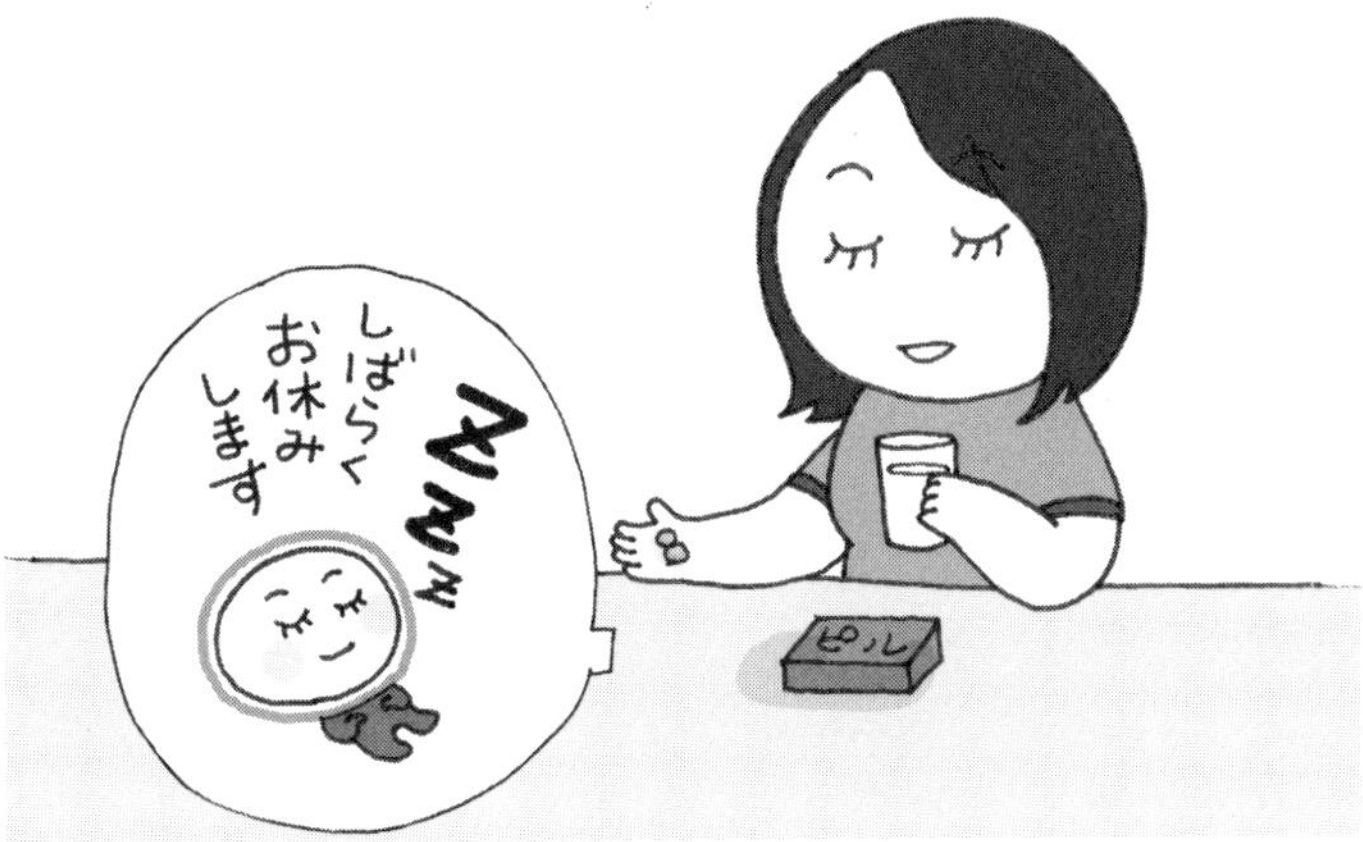

2

卵巣の働きと不妊

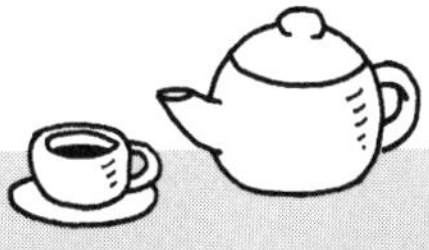

卵子の老化と卵巣の老化

卵子がたくさんストックされているところ、そこが卵巣ですが、卵巣も年齢とともに老化します。卵子の老化は「卵子の質が低下する」ということでしたが、卵巣の場合にはどういうことなのでしょうか。

若い卵巣には、まだ成熟していない卵子が入っている若い卵胞（原始卵胞）がたくさんあって、女性ホルモンも十分に分泌されています。一方で、老化した卵巣では原始卵胞の数が少なくなり、女性ホルモンの分泌も低下してきます。

あとでくわしくお話をしますが、卵巣の重要な働きのひとつが排卵です。原始卵胞が少なくなること、女性ホルモンの分泌が低下することは、どちらも排卵の障害につながります。つまり、**卵巣の老化によって、卵巣から元気な卵子を出せなくなる**のです。排卵がうまくいかなければ、妊娠はむずかしいということになります。

そこでこの章では、卵子の老化とともに知っておくべき、卵巣の働き、そして卵巣の老化についてお話をします。

卵巣が老化しているかどうかを知るひとつの方法は、第1章でお話ししたＡＭＨの測定ですが（25ページ）、排卵についてはAMHではわかりません。基礎体温を測る必要がありますが、まず知っておいてほしいのは、月に1回排卵があること、月経周期によって月経の始まりから排卵までの期間が違うこと、もし妊娠が成立しなければ排卵後、ほぼ2週間で月経が始まることなどです。こうしたことが、排卵のタイミングを知るヒントになります。

では、卵巣の位置、そして卵巣の働きを知ることから始めましょう。

卵巣ってどこにある？

卵巣は体のどこにあるかご存じですか？　子宮は、月経時に下腹部の不快感がある場所ですから、何となく「下腹のかなり低い部分に子宮があるのでは」と存在を感じますが、卵巣は存在を感じるサインもないので、わかりにくいですよね。

じつはほとんどの場合、子宮のやや後ろ側に、子宮の両脇にぶら下がるような状態で位置しています（48ページ**図2－1**）。つまり卵巣の前には子宮、その前に膀胱、卵巣の後ろには直腸という具合です。

図2－2（48ページ）を見てみましょう。わかりやすくするために卵巣と卵管を子宮の

図2−1 ● 女性生殖器の位置

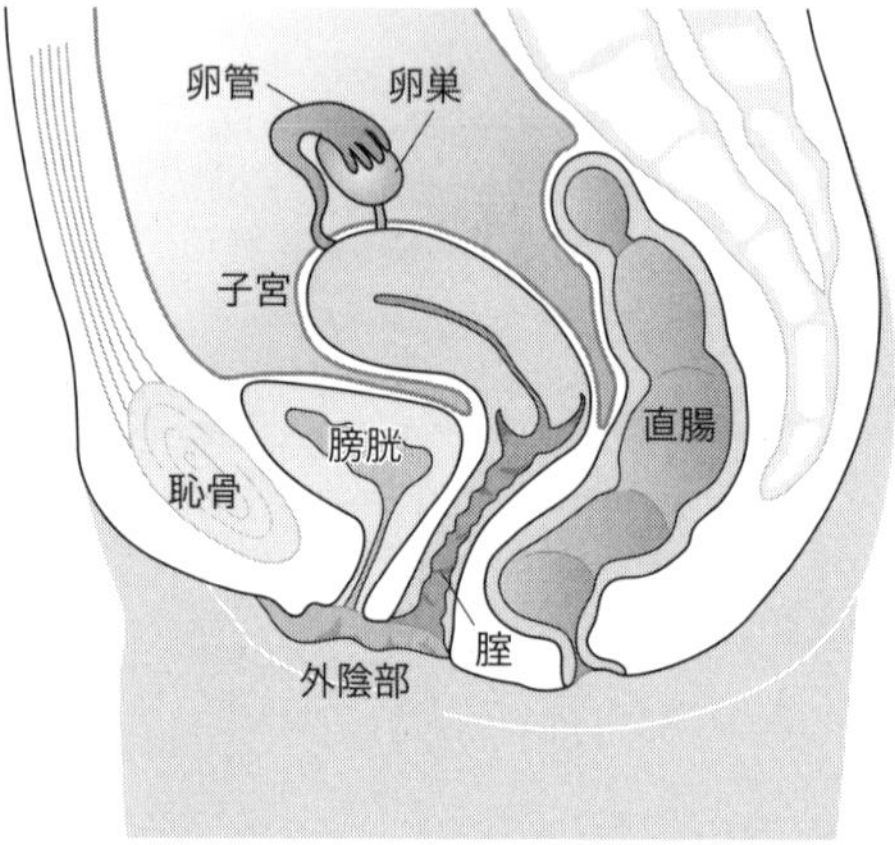

図2−2 ● 女性の内生殖器

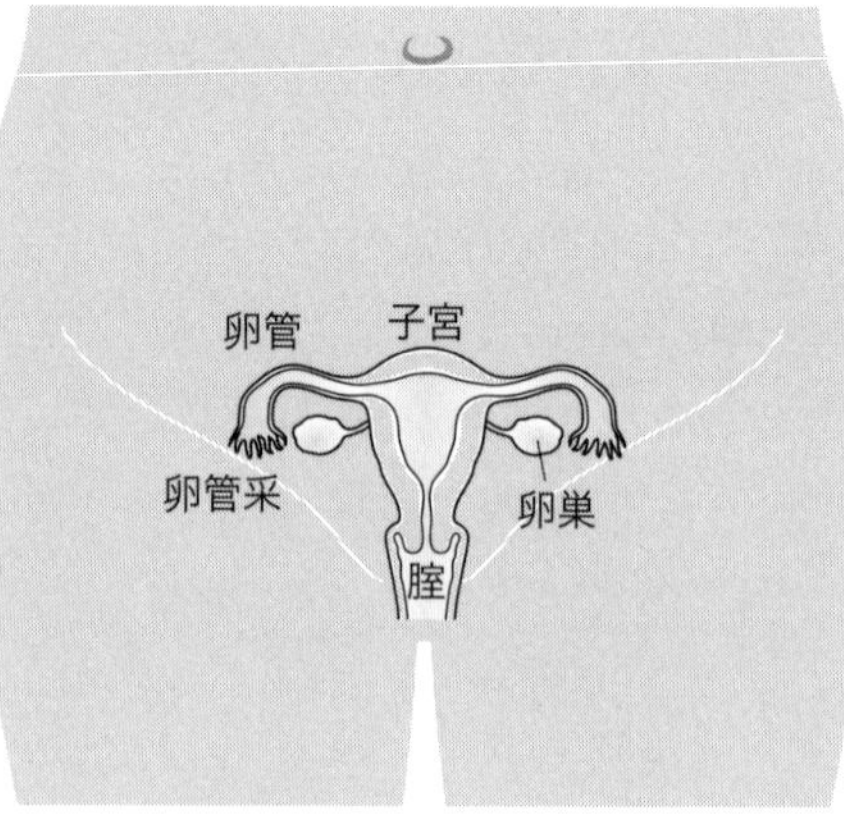

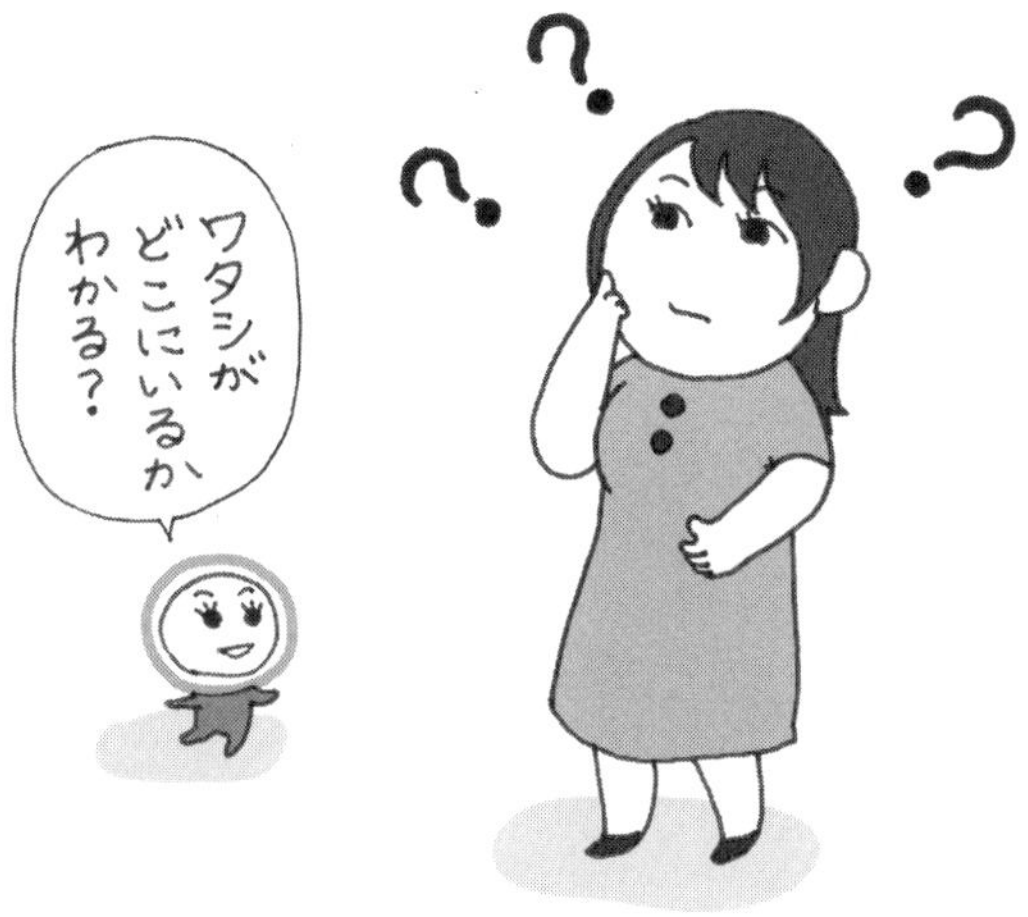

横に広げて描いてあります。これが女性の内生殖器、つまり、体の中にある女性の生殖器です。

体外とつながっているところ、7〜9㎝の細長い臓器が腟《ちつ》です。性交時、ペニスが入ってくるところでもありますし、出産時、赤ちゃんが出てくる産道の一部でもあります。その上にあるのが子宮です。縦の長さは7〜8㎝ぐらい、洋梨を逆さにしたような形で、年齢によって大きさに差はありますが、鶏の卵より少し小さめで、重さは50〜70gです。

子宮の内面は子宮内膜が増殖するところで、受精卵が子宮内膜に着床して妊娠が成立した場合には、胎児が発育する場所となって保育器のような働きをします。

子宮の横から両側に伸びた10～12㎝ぐらいの管が卵管です。卵管の端はイソギンチャクのような形をしていて卵管采《らんかんさい》とよばれ、卵巣から排卵された卵子をたくみにキャッチします。その後、卵子は卵管内の一番広いところ、卵管膨大部まで卵管の蠕動《ぜんどう》運動によって運ばれ、そこで、腟から移動してきた精子と受精がおこなわれます。つまり、卵管は受精の場でもあるのです。

卵管と接するように、左右にひとつずつある、3～4㎝ほどの大きさの灰白色でアーモンド形の臓器が卵巣です。この章での主人公となります。

腟や子宮、卵管、卵巣は、周りの組織に靱帯《じんたい》という紐のような組織で固定されていますゆるい固定なので、それぞれがぶらぶらしているような状態です。

卵巣の働きは「排卵」と「ホルモン分泌」の2つ

女性の内生殖器の中でも決して大きくはない卵巣ですが、2つの重要な働きを担っています。「排卵」と「女性ホルモンの分泌」です。どちらも、脳の視床下部や脳下垂体と連動しています(**図2−3**)。

図2−3 ● 卵巣と脳はコントロールし合う

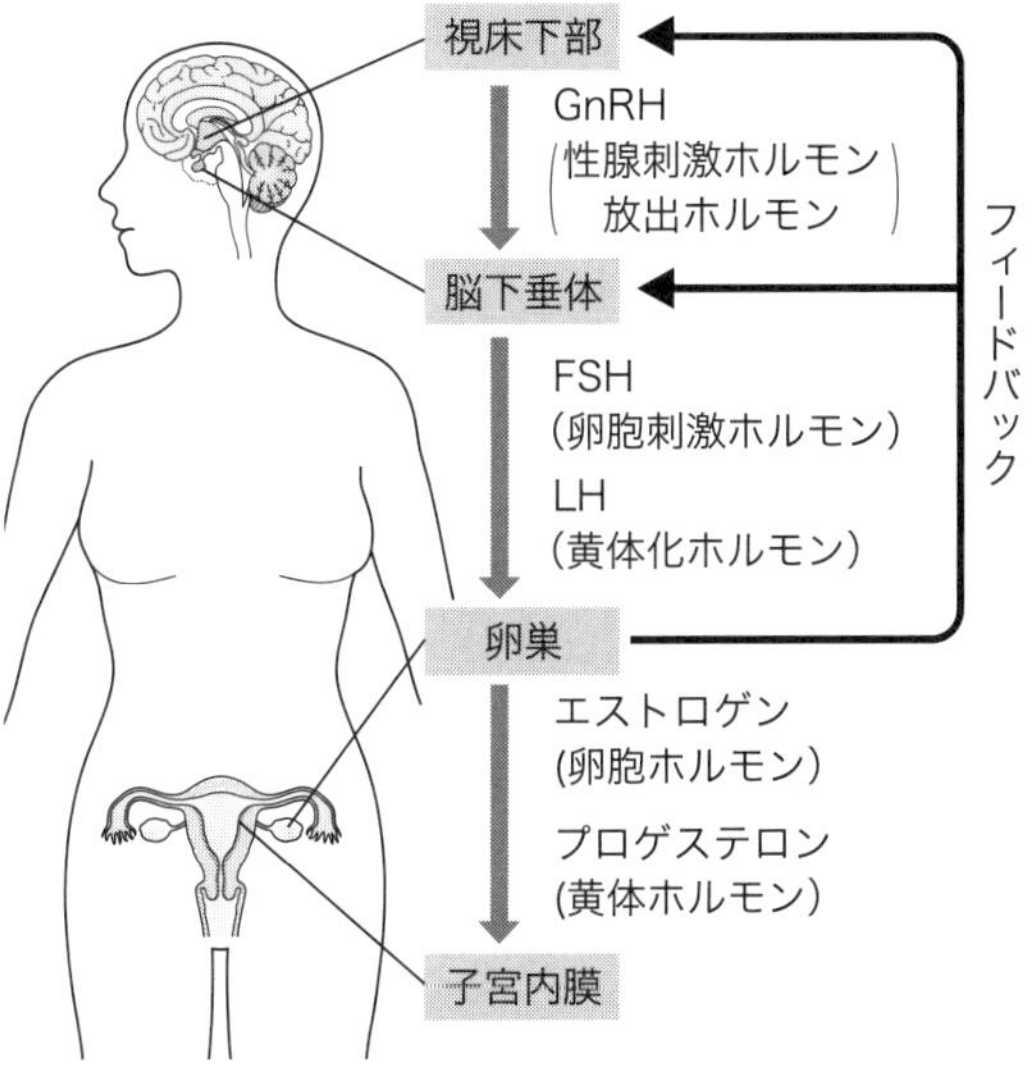

まず、排卵のしくみをみていきましょう。視床下部から性腺刺激ホルモン放出ホルモン（GnRH）が分泌され、脳下垂体を刺激します。脳下垂体というのは、脳の底の部分にぶら下がっている、1cmほどの長さで約0・6gの、「脳の雫《しずく》」と言ってもいい小さな臓器です。刺激を受けた脳下垂体からは卵胞刺激ホルモン（FSH）と黄体化ホルモン（LH）が分泌され、卵巣を刺激します。

卵巣がFSHの刺激を受けると、卵巣の中で、卵子のもととなる卵母細胞と、それを包む卵胞（原始卵胞）が大きく発育します。卵巣内ではいくつかの卵胞が同時に発育しますが、最終的には1個の卵胞が20㎜ほどに育ちます。

さらに、卵巣はＦＳＨの刺激によって女性ホルモンのエストロゲンを分泌し、エストロゲンが脳下垂体に働きかけることで（フィードバック）、ＬＨが大量に分泌されます。それが引き金となって、大きく発育した卵胞から卵子が放出されることになるのです。これが排卵です（図2－4）。

このようにみてくると、視床下部から卵巣までの流れは、ドミノ倒しやピタゴラ装置（からくり装置）のようなものを連想させます。しかし、まったく違うのは、この連動は一方通行ではないということです。視床下部が卵巣をコントロールしているだけでなく、卵巣から分泌される女性ホルモンの増減によって視床下部や脳下垂体がコント

図2－4●排卵

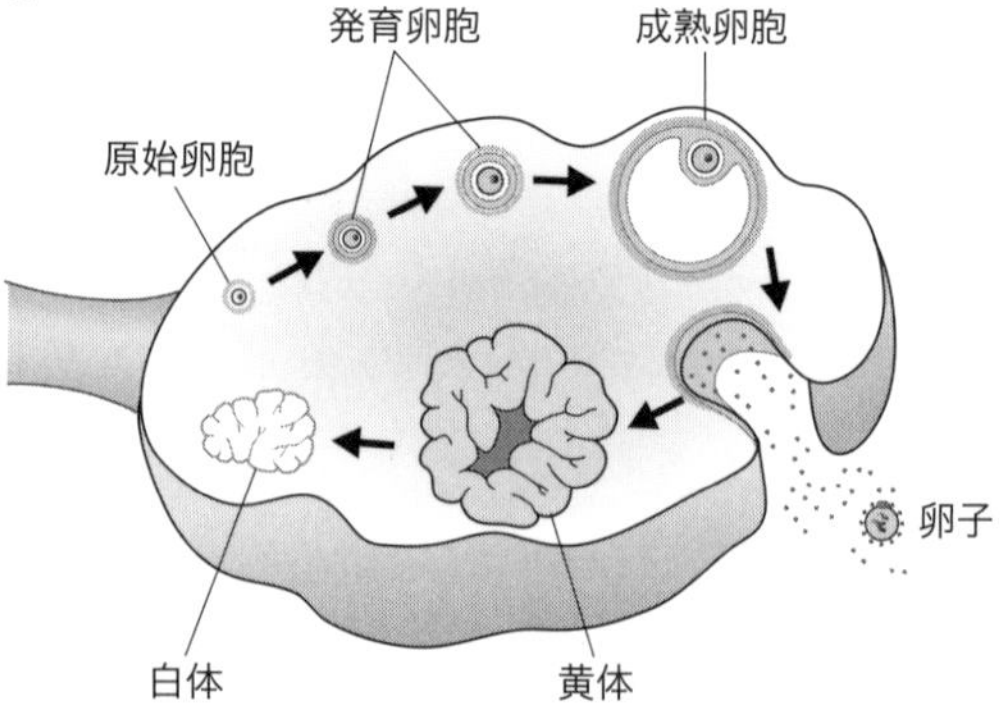

ロールされるという「逆指令」（フィードバック）もあり、卵巣と脳は、お互いに作用し合っているのです。

2つの女性ホルモン

女性ホルモンは、排卵や月経に関係する、女性にとってとても重要なホルモンです。その分泌は、女性の一生の中で月経が始まる思春期から月経がなくなる閉経期までと限られています。

女性ホルモンには2種類あります。卵胞内から分泌されるエストロゲン（卵胞ホルモン）と、排卵後、卵胞が変化した黄体から分泌されるプロゲステロン（黄体ホルモン）です。

常に分泌されている女性ホルモンはエストロゲンです。エストロゲンの語源はギリシャ語の〝estrus（発情）〟に接尾語の〝—gen（生じる）〟がついたものということで、発情をうながすことから発情ホルモンともよばれています。エストロゲンは生殖可能年齢に分泌されるわけですから、たしかに合っていますね。

エストロゲンが排卵に関係していることは先ほどお話ししましたが、ほかに、子宮

図2−5 ● エストロゲンの働き

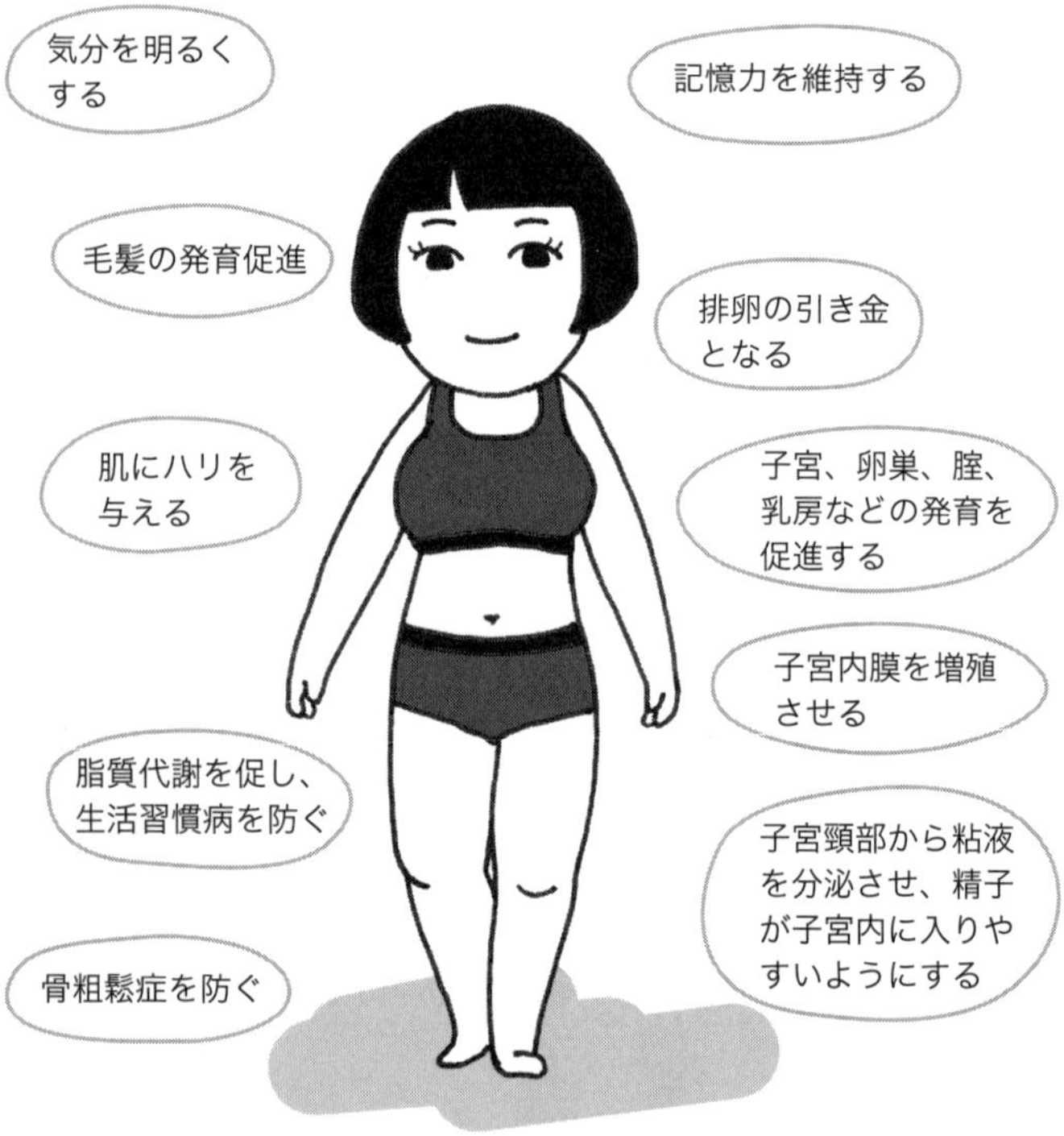

や卵巣、膣、乳房にも働きます（図2-5）。さらに、生殖に関係する臓器だけでなく、脳や皮膚、血管などにも影響を与えているのです。エストロゲンの分泌がなくなる更年期以降は、体調不良を訴える女性が少なくありません。

排卵後に分泌されるプロゲステロンは妊娠を維持するホルモンで、子宮内膜を着床しやすい状態にします。月経前に食欲が出るのは、このホルモンの作用です。

一方で、プロゲステロンによって、体の不調やむくみが起こったり、肌の調子が悪くなったり、精神的に不安定になったりすることもあります。このような症状がひどくなると、月経前症候群（ＰＭＳ）とよばれます。

卵巣が働いているかどうか知るには？

思春期を迎えて卵巣からエストロゲンが分泌されるようになると、おりものが出始めます。これが、卵巣が働き始めたサインです。更年期を迎えて月経が順調に来なくなったとしても、それまでと同じようにおりものが出ていれば、一応、卵巣は働いていると言っていいでしょう。

でも、卵巣の重要な働きである「排卵」があることを確認するには、きちんとした

図2−6 ● 基礎体温の測り方

婦人体温計を使用する
①目が覚めたらすぐ（なるべく毎日同じ時刻に）
②布団の中で（動く前に）
③舌下で
測定した体温をグラフに記入

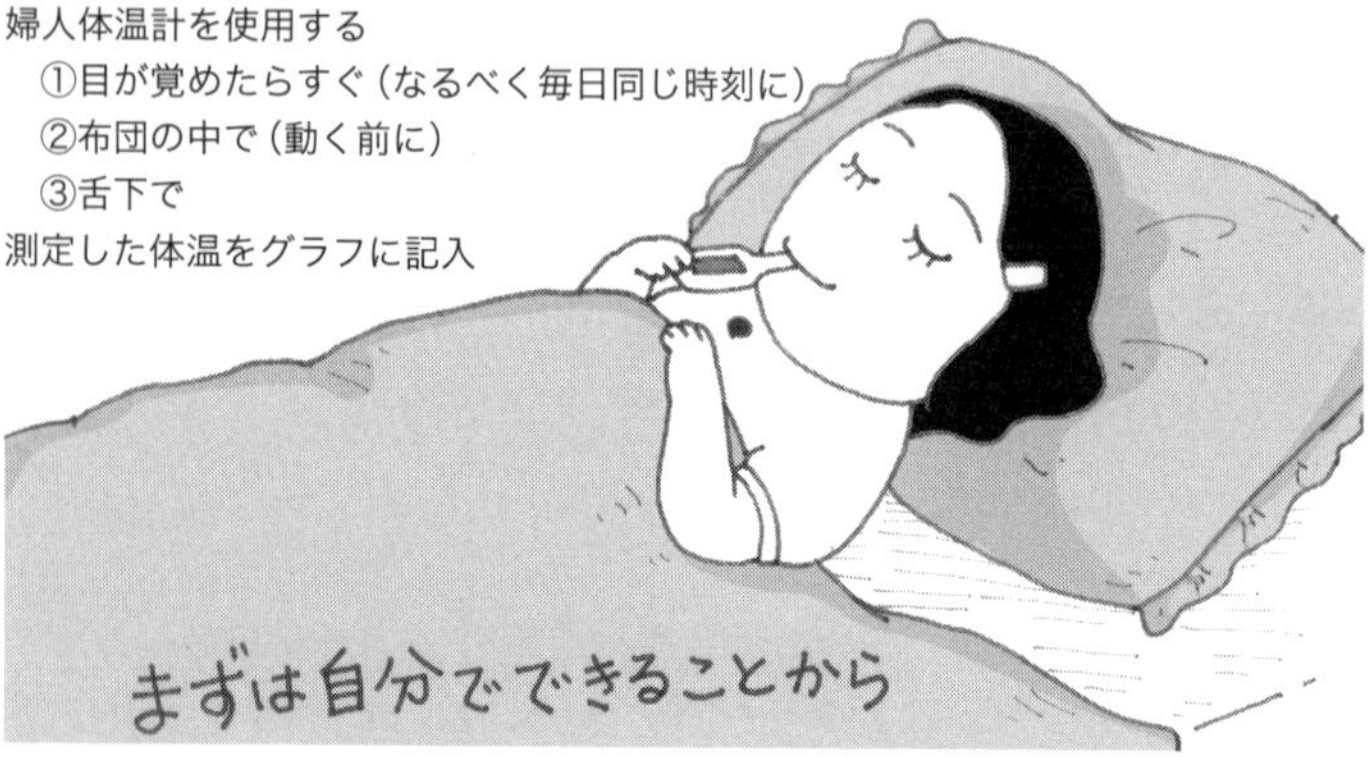

月経があることが必要です。「きちんとした」というのは、月経様の出血があっても、排卵が起こっているとは限らないからです。少し混乱するかもしれませんが、「無排卵性月経」ということがあるのです。無排卵性月経の場合は、出血の量や色、期間が「きちんとした」月経とは違うことがありますが、区別がつきにくいこともあります。

排卵しているかどうかを自分で確認する確実な方法は、基礎体温を測ることです。「基礎体温」は、知っている人もいるでしょう。何も口にしていない、活動もしていない状態の体温、つまり、十分な睡眠をとり、目が覚めた直後、布団の中で計測した体温のことです。婦人体温計を舌の下に入れて測ります（**図2−6**）。

図2−7●基礎体温と月経周期

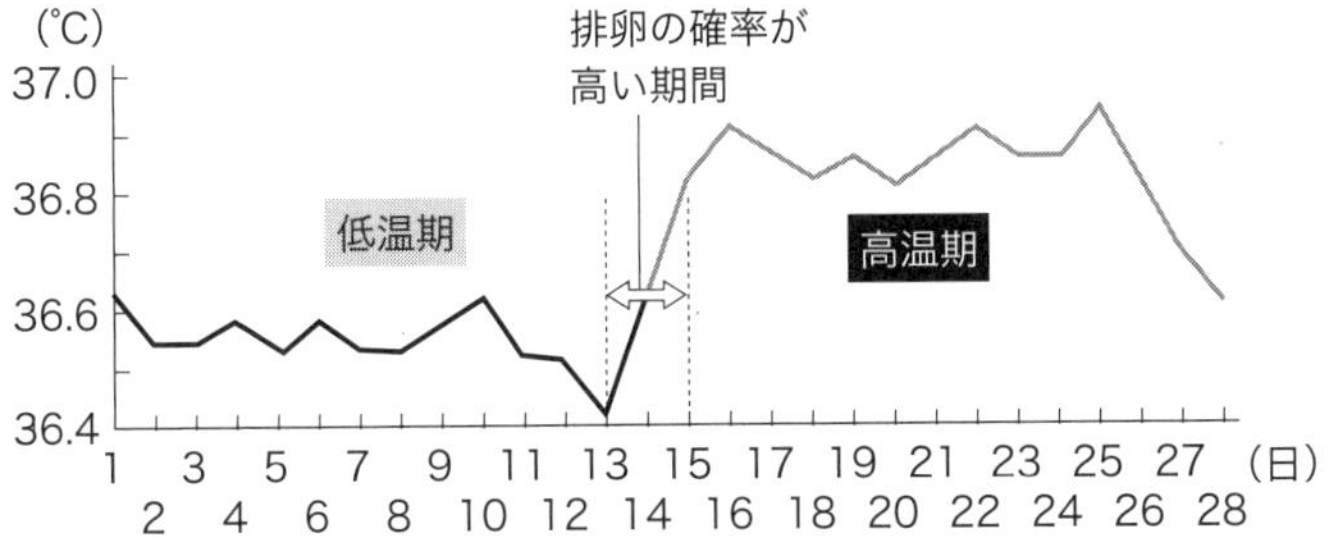

基礎体温は月経周期にともなって変化します。月経期から排卵までは低温期です。そして、排卵のあとには、黄体からプロゲステロンが分泌されます。プロゲステロンは脳内の体温中枢に働いて、体温を上昇させます。つまり、2週間ほど続いた低温期の後に排卵があり、高温期に入ります。高温期も2週間ほど続き、その後、もし妊娠が成立しなければ、黄体の寿命は尽き、体温はふたたび低下します。

低温期と高温期の体温の差は0・3〜0・5℃と大きくはありませんが、はっきり区別できます（**図2−7**）。区別できない場合には、無排卵の可能性があります。排卵があるかどうか、まずは2〜3ヵ月、基礎体温を測ってみてください。

子宮も卵巣がコントロール

卵巣から分泌される女性ホルモンのエストロゲンが、子宮にもその働きを及ぼしていることはお話ししましたが、実際、卵巣は子宮のお母さん的存在と言ってもいいと思います。

思春期を迎えると、卵巣からのエストロゲンの影響で、体つきが女性らしく、ふくよかになり、子宮も大きく育ちます。さらに思春期に入って数年経つと、妊娠するための準備をする、つまり、赤ちゃんの栄養分＝子宮内膜を厚くするために月経が始まります。これも、卵巣から分泌される女性ホルモンの役目です。

生まれたときの子宮は、長さ2・5〜3・5㎝、重さ2〜4gです。生まれた直後は、お母さんからもらったエストロゲンが赤ちゃんにもいっぱい流れています。その後、もらったエストロゲンが体からなくなると、子宮は小さくなっていきます。

5〜6歳になると、一時、小さくなっていた子宮は大きくなり、ほぼ生まれたときと同じ大きさにもどります。9歳ぐらいで約4㎝になり、思春期になるとエストロゲンの分泌が盛んになるため、15歳で約5〜6㎝となります。成人では7〜8㎝ですが、出産を経験した人はもう少し大きくなります。卵巣からエストロゲンが分泌されなくなる閉経後は、子宮は萎縮し、再び小さくなります（図2-8）。

妊娠すると、女性ホルモンが多量に出ますので、子宮の容積は最大で普通の状態の500倍、重さが20倍まで大きくなります。体の中でこんなに大きくなる臓器はありませんので、「恐るべき子宮」ですね。

また、ホルモン分泌が盛んになってから閉経まで、ほぼ月に1回来る月経は、子宮内膜が剝《は》がれて起こりますが、それをコントロールしているのも、卵巣から出ている女性ホルモンです。月経が終了すると、卵巣はすぐ次の周期の準備にか

図2-8 ● 子宮の大きさと年齢

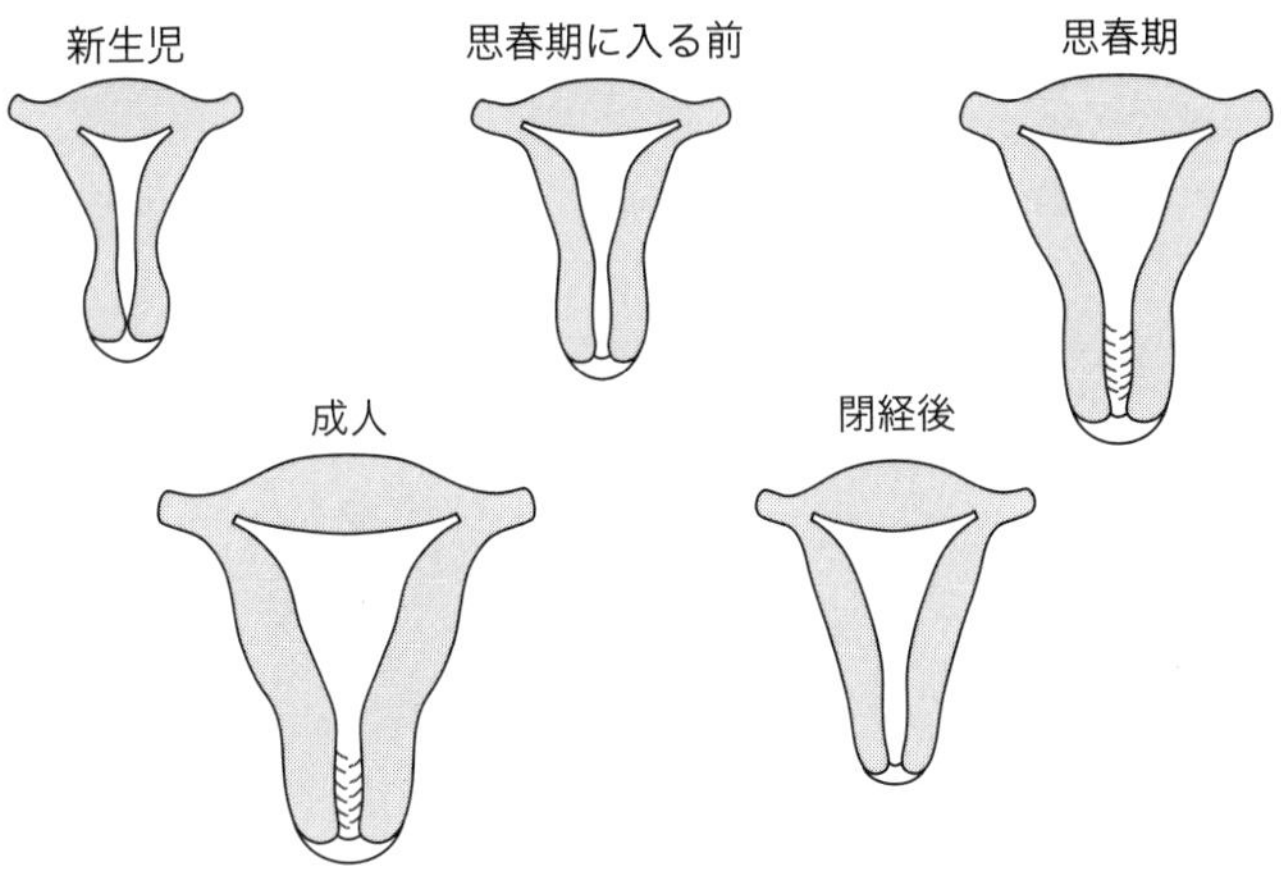

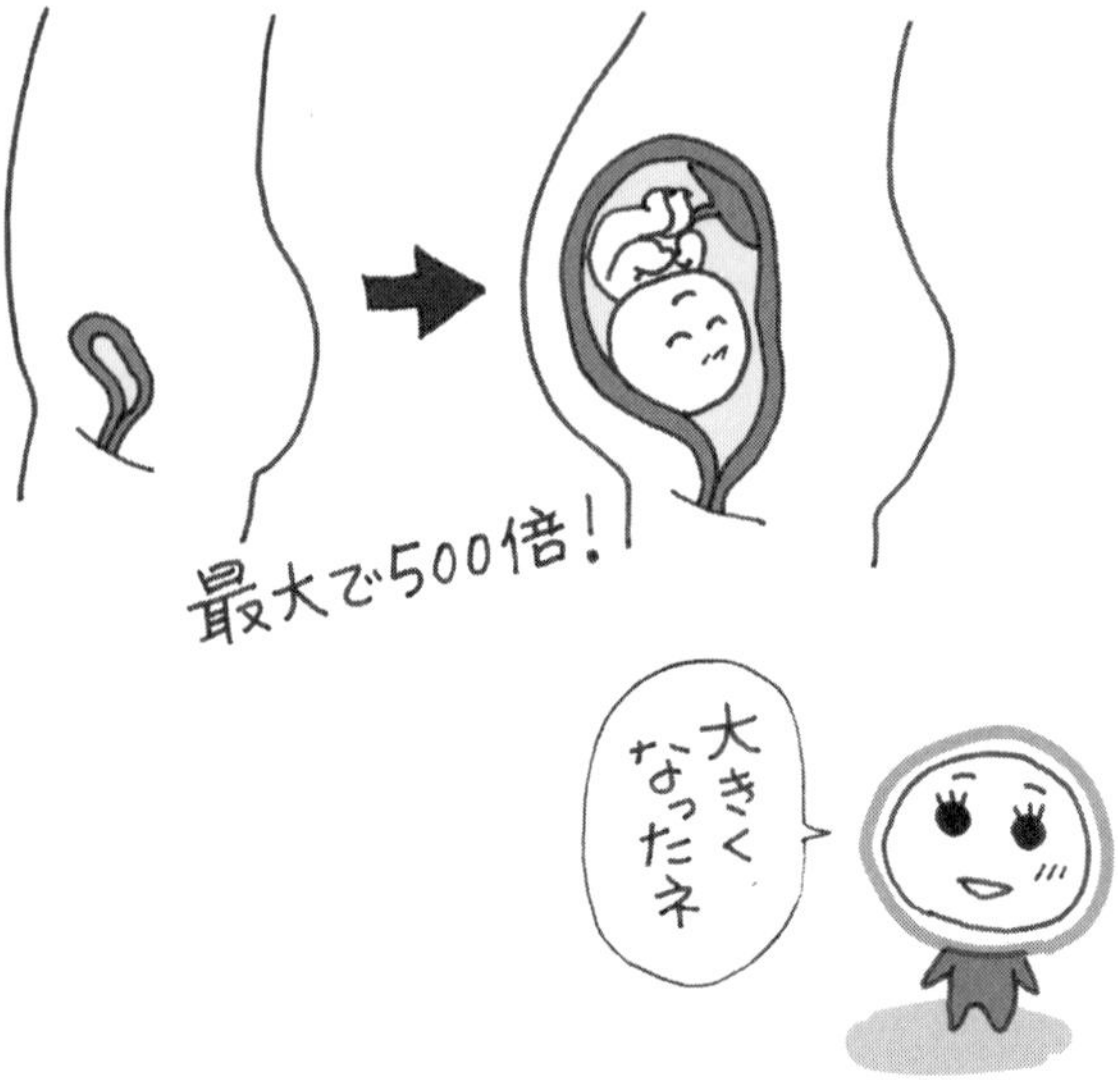

図2−9 ● 子宮内膜の変化と月経周期

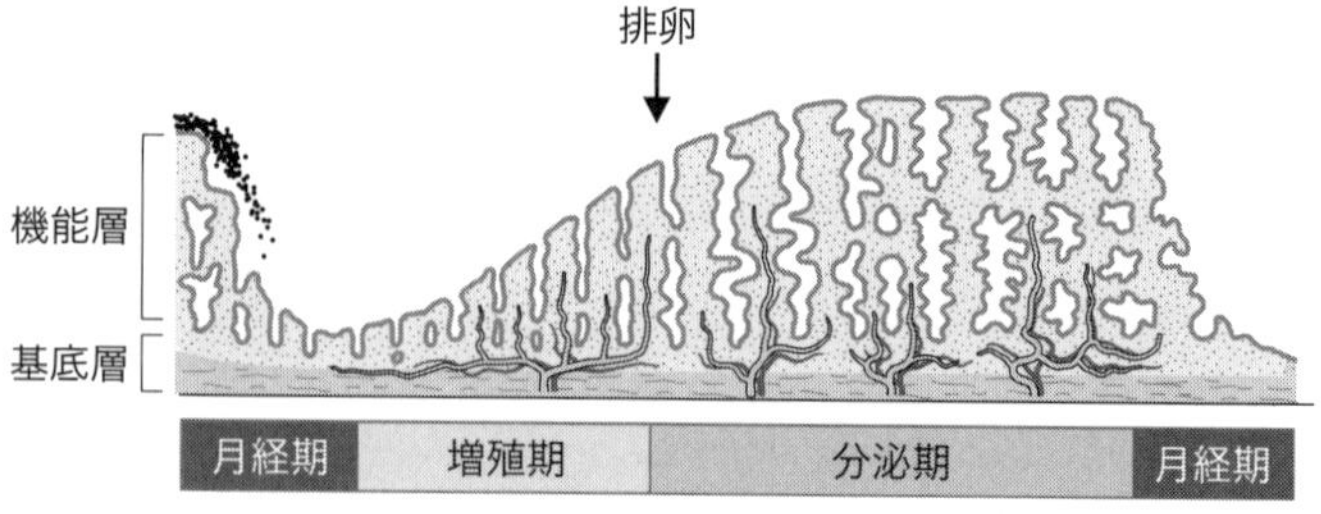

かります。卵巣の中では卵胞が大きくなり、卵胞内の細胞からエストロゲンが分泌されます。これが増殖期で、子宮内膜の厚みが増します（図2－9）。

その後、排卵が起こって分泌期に入ると卵胞は黄体に変化し、エストロゲンに加え、プロゲステロンを分泌します。2つのホルモンが分泌されることで、子宮内膜は受精卵が着床して育つのに適した状態になります。妊娠が成立しなければ、赤ちゃんのために準備されていた子宮内膜（機能層の部分）は剝がれて、月経となって膣から流れて出てきます（月経期）。生理とも呼ばれていますね。

卵巣の寿命

卵巣には「排卵」と「女性ホルモンの分泌」という2つの働きがあるわけですが、これらの働きを失うとき、つまり卵巣の寿命が尽きるときが閉経です。残念ながら、**閉経を前もって知ることはできません**。一般的には、月経がなくなって1年ぐらい経つと閉経したと判断します。自分で判断するのはここまでお預けです。

しかし、無月経の期間を1年待たなくても、前兆がないわけではありません。月経の周期は、30歳代後半から40歳代にかけて、若い頃より3～5日間ほど短くなりますが、閉経のおよそ数年前からは月経周期が乱れ、予測がつかなくなります。月経量も少なかったり多かったりします。

また、月経が乱れ始めてからは排卵がなくなることが多くなります。一概には言えませんが、無排卵性の月経はいつもの月経量より少なめで、長く続く傾向があり、色も褐色だったり、黒かったり、鮮やかな赤だったりといろいろです。しかし、本来の月経と似通っているときもあり、正確には基礎体温で確認する必要があります。

月経が来なくなってから数年かけて女性ホルモンの分泌がなくなり、卵巣は完全に働きを失います。

閉経は50歳ぐらいが平均ですが、早い人は45歳ごろ、遅い人では56歳ごろです。その人の卵巣の寿命はある程度、遺伝子に組み込まれているので、どうしようもない部分もありますが、初経が早かった人や肥満傾向のある人は閉経が遅い傾向がある一方で、若いときから月経周期が短かったり、不妊治療の経験があったり、喫煙していたりする人は、閉経が早くなると言われています。

また、子宮を摘出したり、卵巣を手術したりしたことがある人、抗がん剤治療を受けた人、下腹部に放射線療法を受けた人などは、血液の流れが悪くなったり、卵巣がダメージを受けたりしていますので、閉経は早くなります。

2 卵巣の働きと不妊

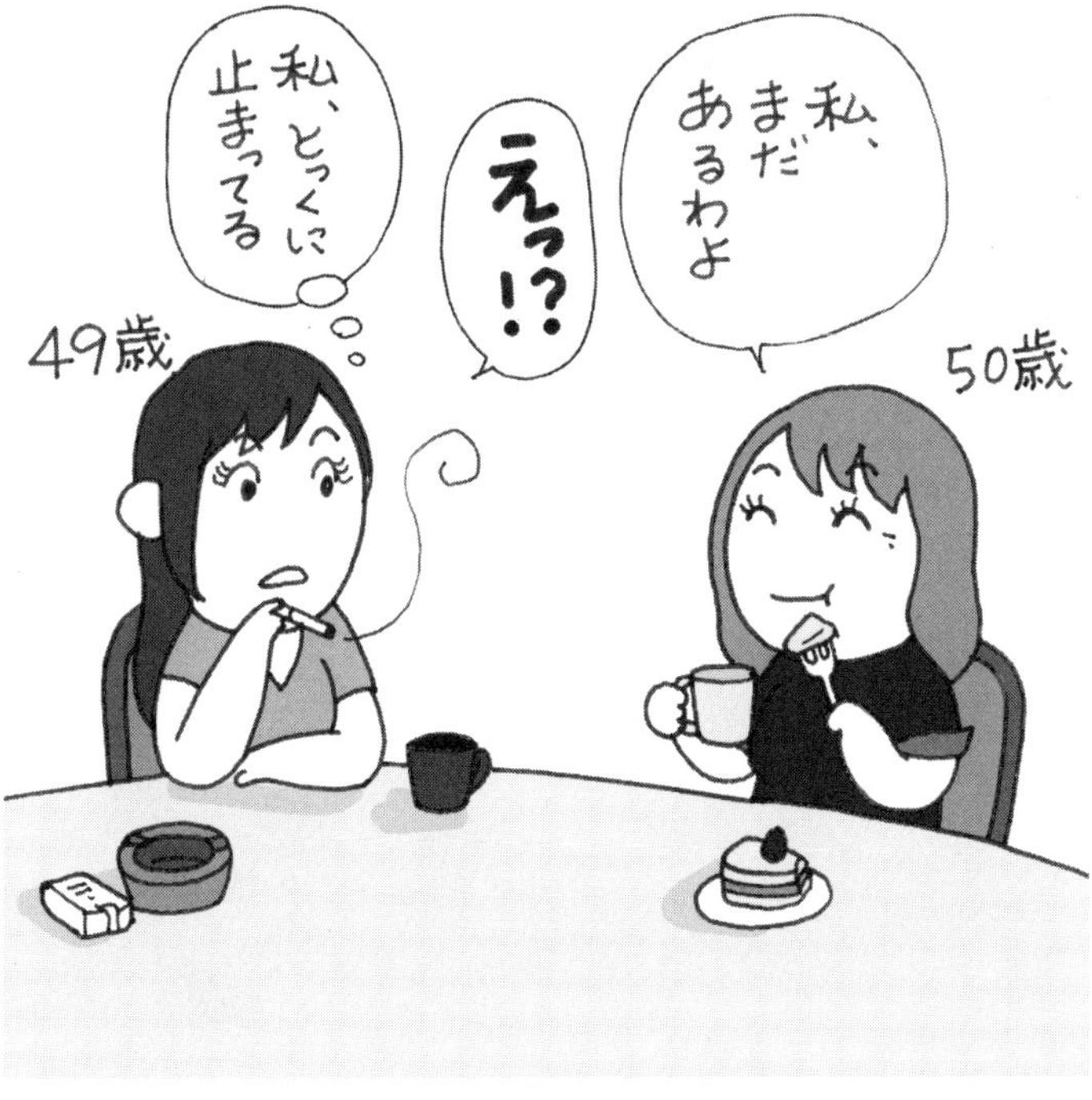

卵巣の働きと不妊Q&A

Q 45歳を超えて出産は可能ですか？

43歳女性

A 可能性はゼロではないですが、自然妊娠はもちろん、不妊治療をしても、妊娠すること自体が非常に難しいと思います。

Q 最近、月経周期が不規則ですが、妊娠しにくいことと関係がありますか？

37歳女性

A 関係していると思います。排卵していない可能性があります。きちんと排卵をしているかどうか、高温期の期間が十分あるかどうかなどは、妊娠を希望するときに問題となりますので、基礎体温を測ったうえで産婦人科を受診されるといいでしょう。

Q 40歳代の妊活に大切なことは？

40歳女性

A 妊娠には、排卵を伴う月経があることが必要です。ストレスなどがあると排卵がなくなったり、月経不順などを引き起こしたりします。ありきたりですが、規則正しい生活や食事、適度な運動で、心身ともに健康な生活を保つことが大切になるでしょうか。

そういった生活を心がけたうえで、まずは一回医療機関を受診して、妊娠の妨げになる問題はないかどうかをチェックしてもらい、妊娠しやすいタイミングを聞いておくといいでしょう。これは40歳代に限らず、妊活をする人、すべてに言えることだと思います。

Q 自然妊娠はだいたい何歳ぐらいまで可能でしょうか？40歳代の場合、初経の早い遅いは妊娠しやすさに関係ありますか？

39歳女性

A 自然妊娠は40歳代前半までが目安でしょうか。しかし、個人差がありますので、一概には言えません。初経に関しては、平均は12〜13歳ですが、遅すぎる人は、卵巣の働きが良くない可能性があります。しかし、初経が遅くても月経が順調に来ていれば、自然妊娠は可能でしょう。ただし、ご質問は40歳代に関してということですので、妊娠は急いだほうがいいと思います。

Q 最近、卵巣の余力がわかる検査があると聞きました。どこで調べてもらえますか？

34歳女性

A 発育過程にある卵胞から分泌されるホルモン、抗ミュラー管ホルモン（AMH・25ページ）の値は、卵胞の数と比例します。AMHの測定によって、卵胞の数が具体的にわかるわけではありませんが、卵巣の余力がわかります。AMHの値が低ければ、卵胞数が少ないということになり、つまり、余力があまりないというわけです。

加齢によって卵胞は減少しますので、年齢とともにAMHの値が低くなるのは当然です。しかし、中には30歳代前半でも低い人もいます。残りの卵胞が多いのか少ないのかを把握することができれば、妊孕力の目安にはなります。

ただし、卵子の質を見ているわけではありませんので、AMHの値が低くても、質の良い卵子が育てば、妊娠に結びつくことはあります。必ずしも、値が低かったら絶望、というわけではありません。

産科・婦人科であればたいてい調べてくれると思いますが、保険がききませんので、7000〜8000円ほど料金がかかります。

3

不妊治療でできること

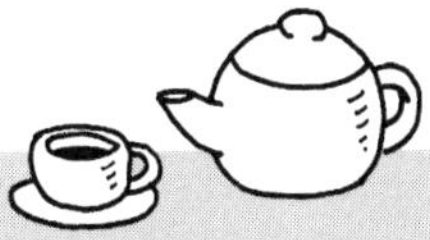

卵子の老化と不妊

ふつうに性生活を営んでいるカップルであれば、結婚して1年間で約80%、2年経つと約90%は妊娠することができます。そこで、1年以上妊娠しない場合には「不妊症」と診断されます。以前は2年以上妊娠しない場合を「不妊症」としていたのですが、国際的には1年となっていることや、最近の晩婚化の傾向をふまえて、2015年8月から1年となりました。

不妊症という診断がついていなくても、30歳代後半になってくると、卵子が老化している可能性は高くなります。でも、老化しているかどうか、はっきりとわかるわけではありません。できれば老化しているかどうかはっきりさせたい、それがむずかしいとしても、妊娠する可能性があれば治療をしたい、というのは、妊娠適齢期といわれる年齢を過ぎつつある女性の正直な気持ちでしょう。

実際、最近の晩婚化で、生殖補助医療を受ける女性は31~44歳が多くなっており、なかでも40歳以上が3割を超えています。

不妊症と診断された場合、原因を調べるためにさまざまな検査をおこないますが、

3 不妊治療でできること

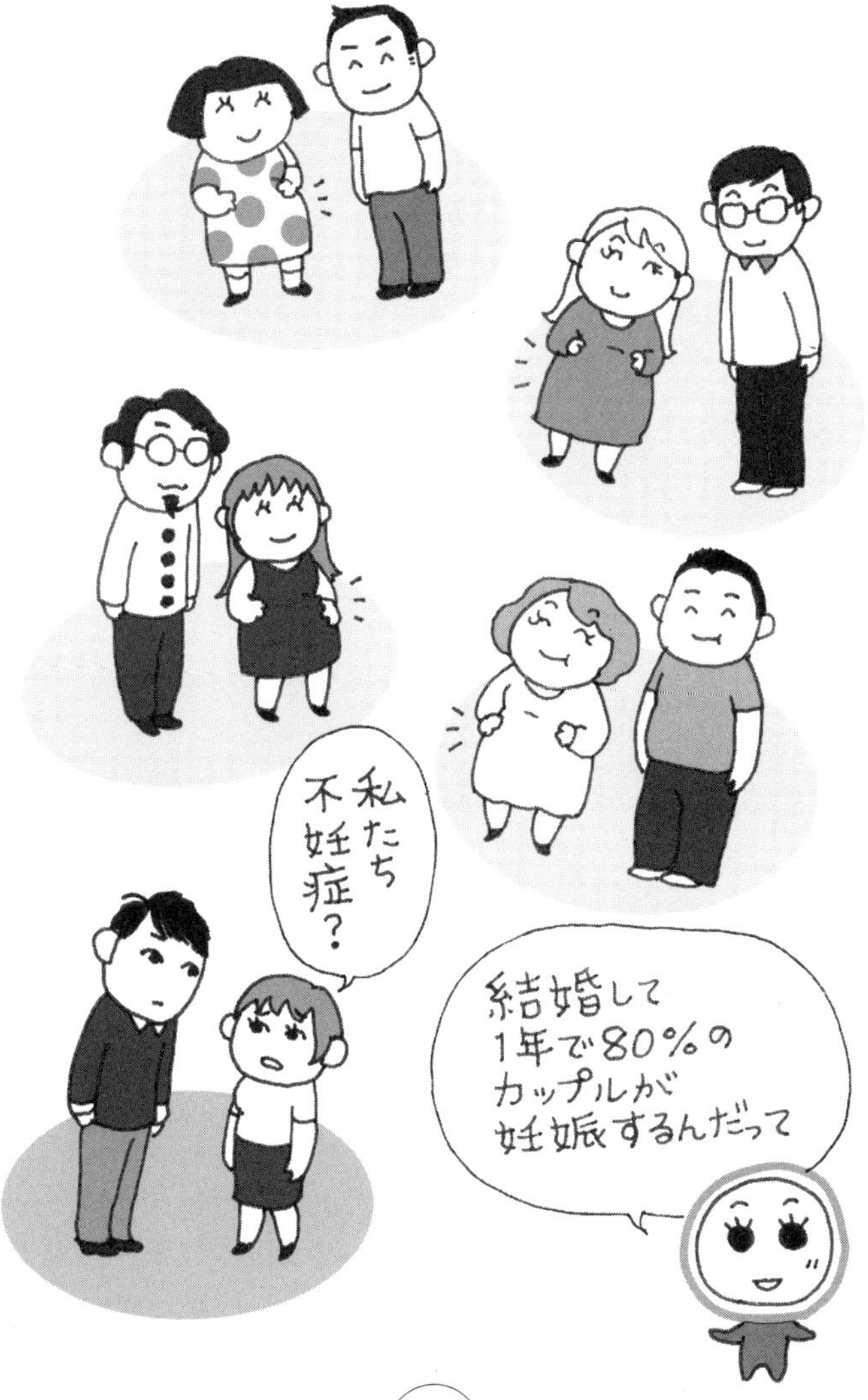
私たち不妊症？
結婚して1年で80%のカップルが妊娠するんだって

図3-1 ● 生殖補助医療と出産率

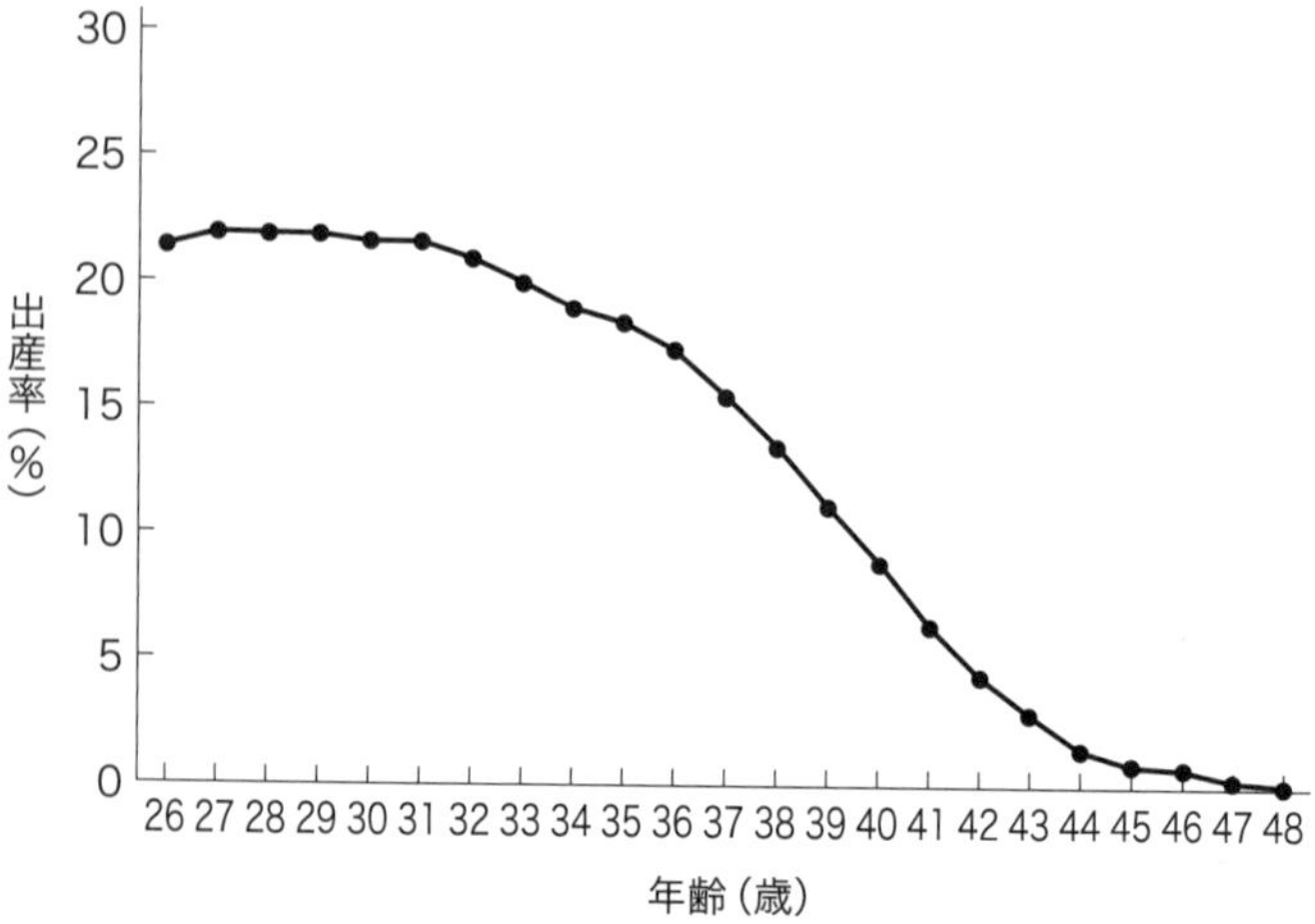

日本産科婦人科学会「ARTデータブック」(2015年)より作成

検査をしても、明らかな原因がわからないこともあります。これを原因不明不妊(機能性不妊)といい、不妊症全体の10~35%を占めると言われています。日本で不妊治療を受けている人の数から推定すると、約4万7000~16万人が原因不明不妊と考えられます。

原因不明不妊のおもな原因は、精子や卵子の妊孕性(妊娠する力)の低下であると考えられています。つまり女性の場合は、卵子の老化ということです。ですから、年齢が高くなるにつれて、原因不明不妊の頻度は高くなります。

卵子の老化が影響するのは、自然

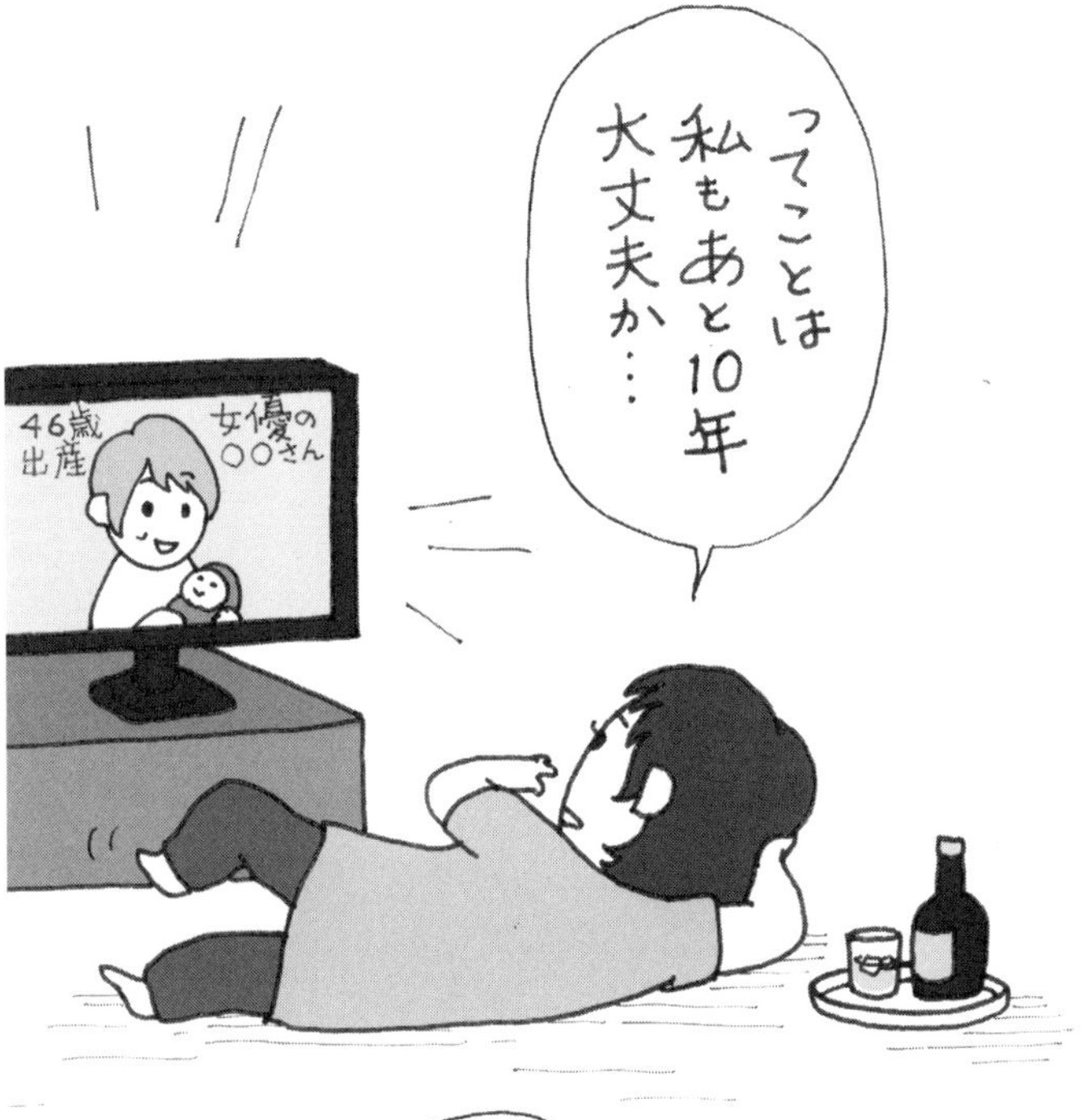
46歳出産
女優の○○さん
ってことは私もあと10年大丈夫か…

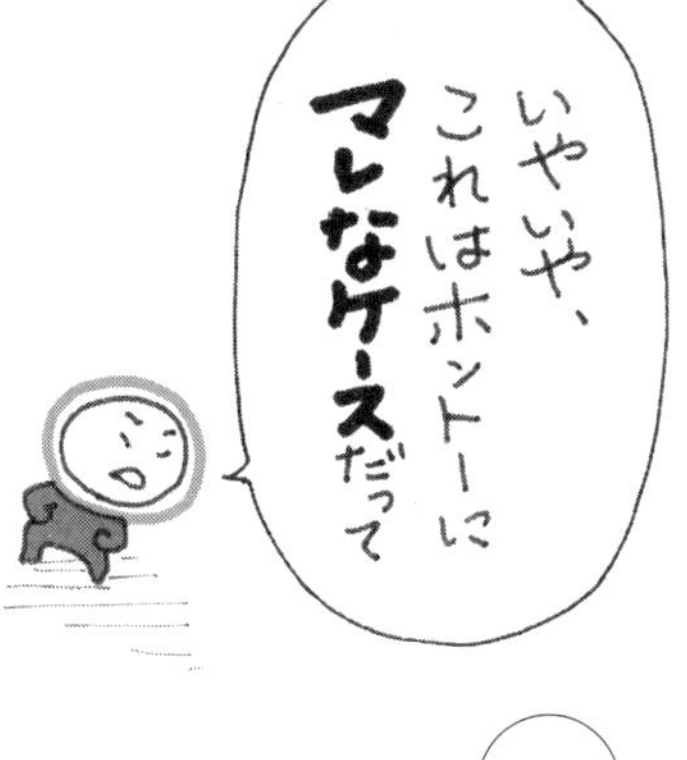
いやいや、これはホントーにマレなケースだって

妊娠の場合だけではありません。昔、試験管ベビーと言われた生殖補助医療をおこなった場合でも、30歳までは約20%が出産しているのですが、それ以降は徐々に低下していくというデータがあります。

また、日本産科婦人科学会が発表した2015年のデータでは、40歳を超えると、総治療数に対しての出産率は10%を切り、45歳を超えると1%を切っています（72ページ**図3－1**）。

しかし、テレビや週刊誌などで40歳を超えた有名人の出産が報道されていますので、それを見た女性たちは、40歳を超えていても、「私もまだ大丈夫」と思いがちです。30歳代後半になったら、じつは厳しい状況であるということは、不妊治療をする前に頭に入れておいてください。

不妊の原因は？

卵子の老化以外にも、不妊の原因として考えられることはいくつかあります。

まず、月経の異常です。

たとえば、月経周期が長い場合は、排卵があってもタイミングがわかりにくいです

図3−2 ● 妊娠の成立まで

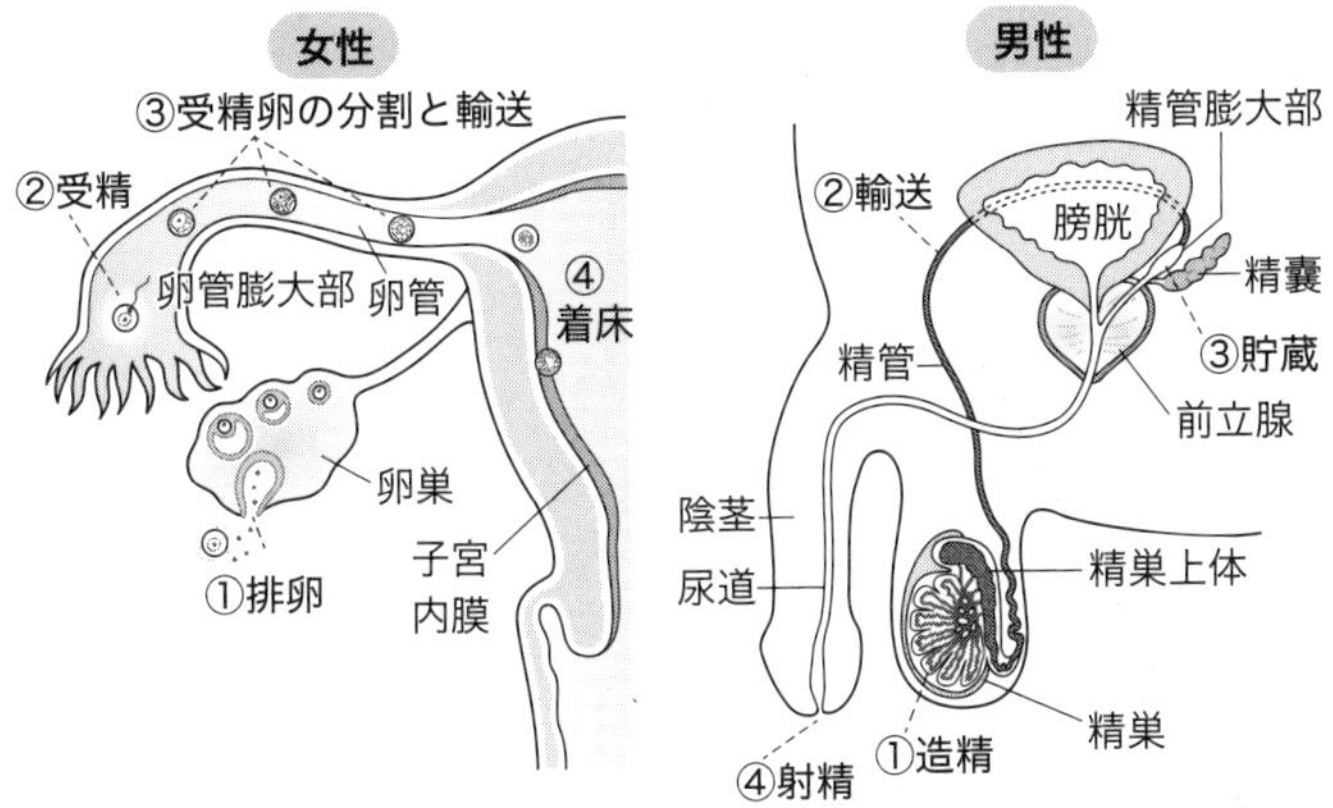

し、排卵の回数が少ないので、妊娠のチャンスが少なくなります。

一方、月経周期が短い場合は、24日以内だと無排卵の可能性があります。月経の量が多い場合は子宮筋腫や子宮内膜ポリープ（子宮内膜にできるイボ状の病変）が不妊の原因になっている可能性がありますし、月経の量が少ない場合はやはり無排卵の可能性があります。ほかに、どんどんひどくなる月経痛がある場合も、子宮内膜症など、不妊の原因となるなんらかの病気が隠れていることがあります。

また、性感染症にかかったことがある人や、腹膜炎を起こしたことがある人は卵管が閉塞している可能性があります。

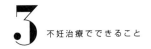

次に、妊娠に至るまでの過程のどこかでトラブルが起こった場合です。

妊娠が成立するまでには、卵子が成熟して卵巣から排出される（排卵）→卵管で精子と出会って合体する（受精）→受精卵が卵管を通って子宮に運ばれる（卵の輸送）→受精卵が子宮内膜に入り込む（着床＝妊娠の成立）、という道程をたどります（75ページ**図3－2**）。

これらのどこかの過程でトラブルが起こると不妊につながります。原因はひとつだけのこともありますが、複数のこともあります。

ところで、今は少ないと思いますが、少し前までは、子どもを産むのは女性だから、妊娠できないのは女性のせいと考えている人がけっこういました。

しかし、男性の場合も、精巣で精子が作られる（造精）→精子が副睾丸（精巣上体）に集まり、精管を通して運ばれる（輸送）→精管膨大部に貯められる（貯蔵）→性交によって腟内に出される（射精）、という過程があり、そのどこかでトラブルが起これば、不妊の原因となり得ます。

WHO（世界保健機関）が不妊の原因を調査したところ、男性のみに原因があったケースは24％、女性のみのケースは41％、男女ともに原因があったケースは24％、原因不明不妊11％だったそうで、**男性にもおよそ半数に問題があるという結果でした。**

不妊は女性だけの問題ではないのです。

こういった状況であるにもかかわらず、泌尿器科での男性不妊の治療は盛んではありません。効果的な治療が少ないということもありますが、体外受精など、女性に対して積極的な治療を進めることによって妊娠することも多いので、生殖補助医療による不妊治療をすることが多くなっているようです。

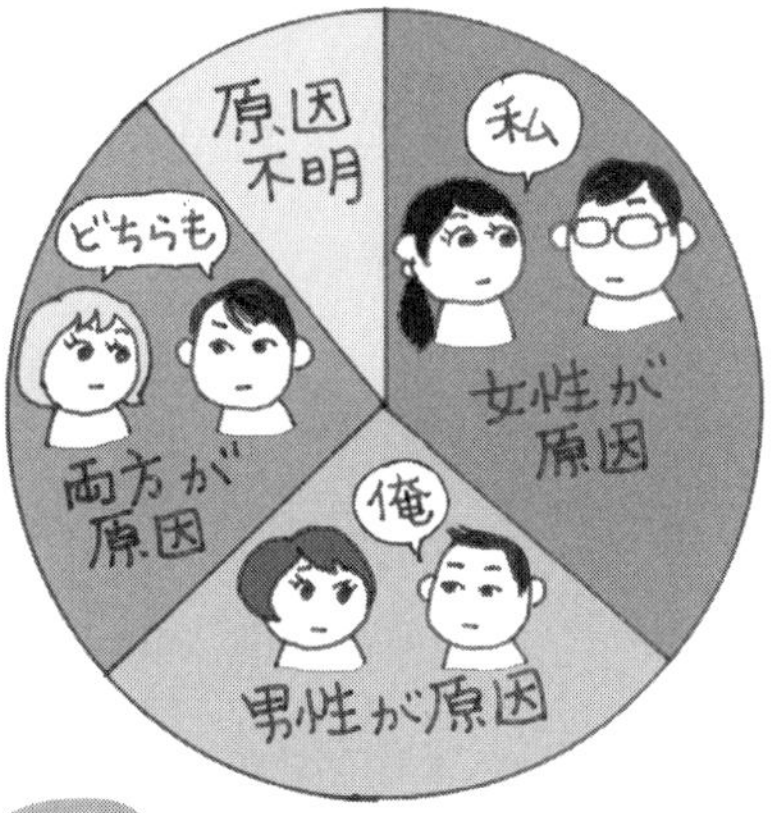

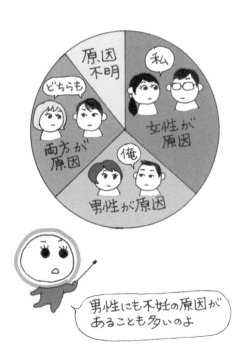

図3-3 ● 不妊症の検査

女性

- 排卵を調べる ……
  - 基礎体温
  - 血中ホルモン値
  - 超音波検査
- 卵管の通過性を調べる ……
  - 子宮卵管造影
  - 通水、通気
- 子宮・子宮頸管の状態を調べる ……
  - 超音波検査
  - 子宮卵管造影
  - 抗精子抗体検査

男性

- 精子の状態を調べる ……
  - 精液検査

不妊症の検査には どんなものがある？

不妊症が疑われるときには、不妊につながるトラブルについて検査をおこないます（図3-3）。検査でわかる不妊の原因を図3-4に示しました。排卵因子が原因である場合が25〜30％、卵管因子が30〜35％、子宮因子が約10％、頸管因子が約5％で、男性因子が20〜40％というデータがあります（徳島大学大学院 苛原《いらはら》稔教授の調査より）。卵子の老化が心配という人も、卵巣などにトラブルを抱えている可能性もありますから、

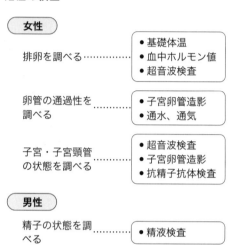

図3−4 ● 不妊を引き起こす因子

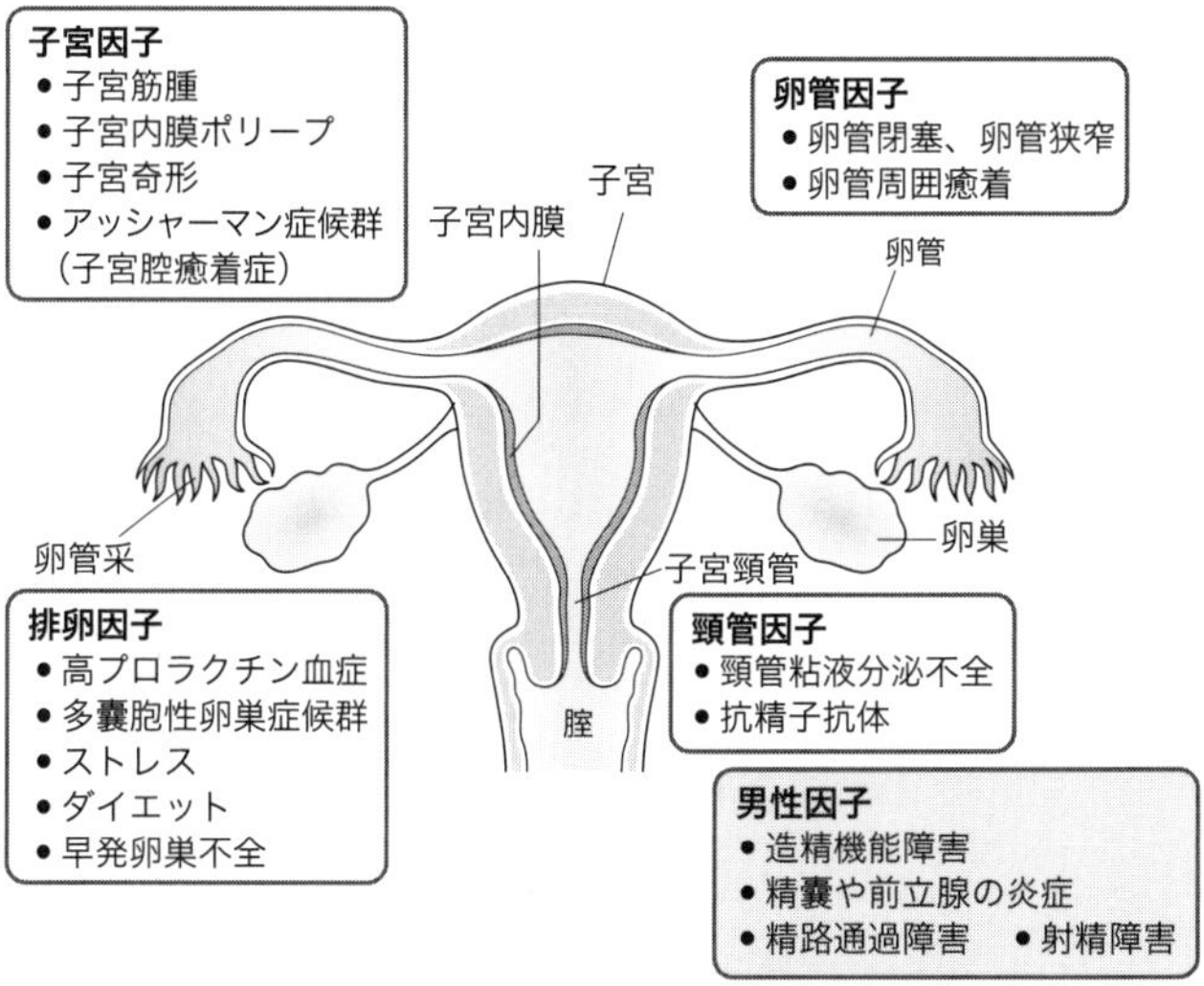

まずは検査をしてみるのがよいでしょう。

①排卵因子の検査

卵巣の働き、つまり女性ホルモンは十分出ているか、排卵はあるのか、などのチェックをおこないます。卵巣から女性ホルモンが十分に分泌されていないと、排卵を促すことはもちろん、妊娠を維持することもできません。

排卵しているかどうかを検査するには、基礎体温を測定します。排卵があれば、排卵後に卵巣から分泌されるプロゲステロン（黄体ホルモン）の作用で、体温が上昇します。

つまり、排卵までは低温期、排卵すると高温期になります（57ページ図2–7）。月経様の出血があっても体温が低温と高温の2相に分かれていなければ、排卵はないと判断します。

排卵がないと判断した場合、どこに問題があるのかを、血液検査や超音波検査などで調べます。排卵、月経のしくみがわかっていれば想像はつくと思いますが、視床下部─脳下垂体─卵巣系の経路（51ページ図2–3）のどこに問題があっても排卵がなくなります。

血中のプロラクチン（脳下垂体から出る乳汁分泌を促すホルモン）の値が高い人、また多嚢胞性卵巣症候群や早発卵巣不全（83ページ・コラム）といった卵巣の問題を抱えている人も無排卵になる可能性があります。

じつは、体調をチェックすることで、排卵

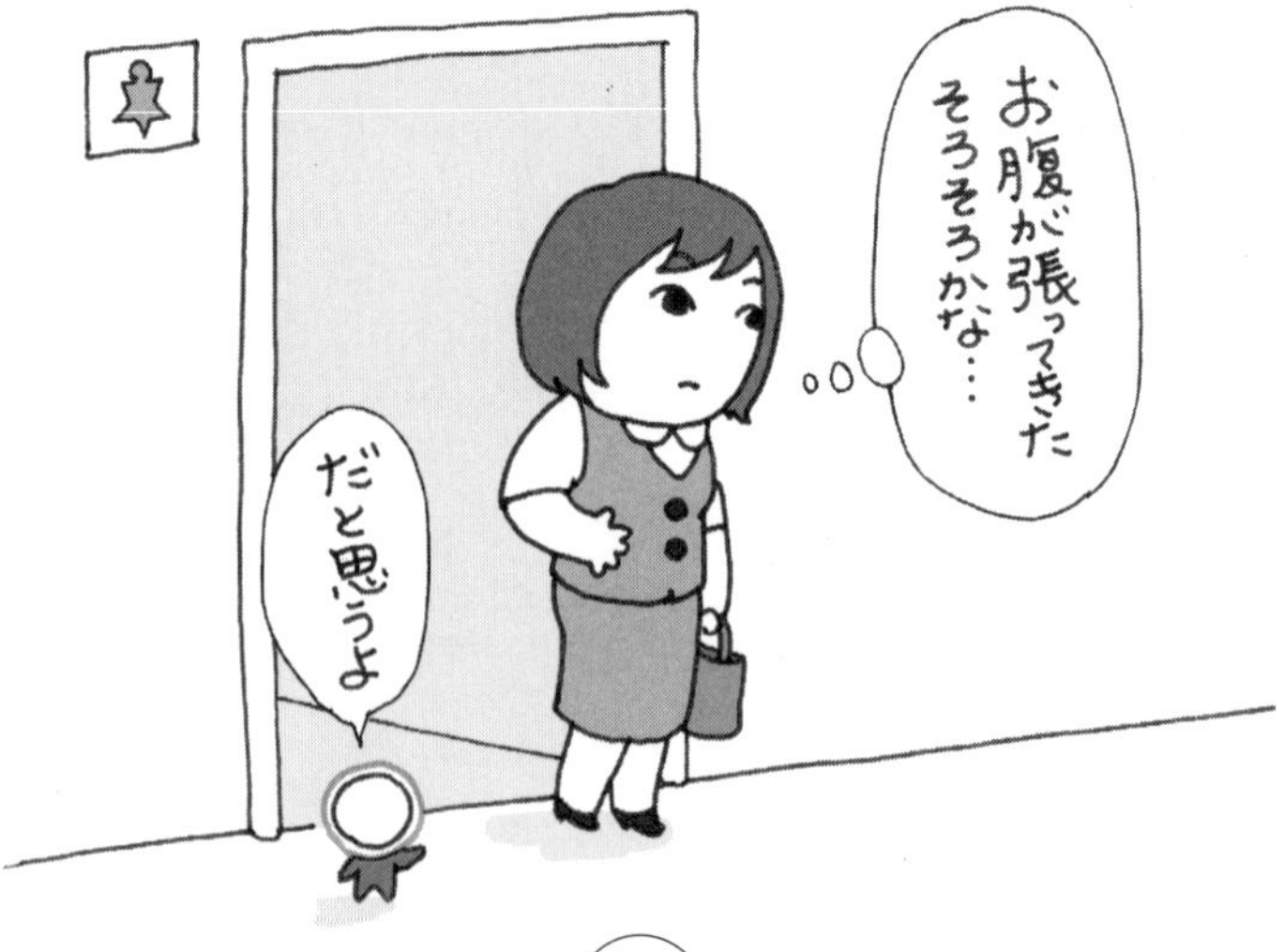

の目安を知ることは可能です。月経が始まってから10～14日後（月経周期が28～30日の人の場合）の排卵前になると、お腹が張ってきて糸を引く水っぽいおりものが増加し、排卵のときにはどろっとしたゼリーのかたまりのようなおりものが出るのです。

しかし、排卵を確実に知るには基礎体温測定が必要になります。

また、排卵があっても高温期が短い場合は、卵巣から分泌されるプロゲステロンが少ないため、妊娠を維持することが困難になります。

②卵管因子の検査

受精の場であり、卵子や精子、受精卵の通り道でもある卵管の通過性を調べます。

卵管の状態を見るには、子宮卵管造影が必要です。子宮口から造影剤を注入し、レントゲン撮影をします。子宮の両側から伸びた卵管の通過性を見たり、癒着などがないかを確認したりします。造影剤のかわりに、炭酸ガスや生理食塩水を使って簡易的に検査をすることもあります。

③子宮因子・頸管因子の検査

「胎児の保育器」である子宮の状態、受精卵が着床する子宮内膜の様子、精子の進入してくる子宮頸管の状態などの検査をおこないます。

子宮の問題、たとえば、子宮奇形やアッシャーマン症候群（子宮内腔が癒着してしまう病気）などがあると、受精卵が着床できなかったり、流産・早産の原因になったりします。子宮の状態を見るには、子宮卵管造影のほか、超音波検査、子宮鏡検査などをおこなうこともあります。

受精卵が着床し、発育するには子宮内膜の厚さが十分でなくてはなりません。そのためにはプロゲステロン（黄体ホルモン）が十分に分泌される必要がありますが、黄体の働きが悪いと、ホルモン分泌が不十分となり（黄体機能不全）、妊娠の維持がむずかしくなります。

黄体機能不全の原因としては、卵胞期のＬＨ（黄体化ホルモン）の分泌が十分でない、プロゲステロンに対して子宮内膜の感受性が悪い、などが挙げられます。

黄体機能不全かどうかを調べるには、血中のプロゲステロン値を測定する、超音波検査で子宮内膜の厚みを計測するなどの検査があります。

子宮内への通路である子宮頸管の異常も、頻度は高くはありませんが存在します。頸管粘液の分泌異常があると、精子が子宮に入るのを妨げてしまいます。これを調べるには、頸管粘液検査をします。また、子宮頸管に精子に対する抗体がある場合も、精子が子宮に入ることができません。抗体があるかどうかを調べるには、抗精子抗体検査をします。

COLUMN

早発卵巣不全

早発卵巣不全は、早発閉経ともよばれ、40歳未満で卵巣の働きが悪くなり、月経がなくなってしまう病気です。40歳未満の女性の1%ぐらいあると言われています。原因としては、染色体異常や自己免疫の異常、遺伝子異常などが考えられていますが、決定的なことはわかっていません。

早発卵巣不全の人は、一般の人より原始卵胞の減少速度が速く、なかなか治療が困難です。しかし、よく観察すると、月経が止まる数年前から月経不順になっていたり、不妊状態になったりしているようですから、そのような場合は、まだ月経があっても、一度婦人科を受診し、検査をしてもらうのがよいかもしれません。

FSH（卵胞刺激ホルモン）やLHなどの値が高かったり、AMH（抗ミュラー管ホルモン・25ページ）の値が低かったりした場合は、妊娠を希望するなら、すぐに不妊治療を開始するのがいいでしょう。

不妊治療はいつ始める？

避妊していなければ、1年ほどで約8割のカップルは妊娠が成立します。そこで一般的には、不妊症の治療を開始するのは子どもを持ちたいと考え始めてから1年ぐらい経ってからになります。しかし、これまでお話をしてきたように、加齢によって卵子の質は劣化してきますので、35歳を超えている場合は早めに、不妊期間半年ぐらいで治療を開始する必要があります。

不妊期間が比較的短く、若いカップルの場合には、前述の「排卵因子」「卵管因子」「子宮因子」「頸管因子」の4つについてすぐに「フルコース」の検査をするということはありませんが、不妊期間が数年と長ければ、治療開始の前にできるだけ検査をします。

検査で異常が見つかったかどうか、つまり不妊原因がはっきりしているかどうかによって、治療は大きく違います。男性、女性とも、検査でなんらかの異常が見つかれば、その原因に対して治療をすることになります。

一方、はっきりとした異常が見つからないときには、あとでお話しするように、人工授精などの治療をおこないます。

不妊原因がはっきりしている場合の治療

検査でなんらかの異常が見つかった場合は、原因がはっきりしているわけですから、それに対する治療をおこないます。たとえば、排卵に障害があれば排卵を促す治療をします。受精の場でもあり、精子、卵子、受精卵の通り道でもある卵管に異常があれば、卵管の通過性を回復させる治療をします。また、胎児の保育器でもある子宮に問題があれば、その治療をすることになります。

①排卵誘発剤

不妊症カップルの約3分の1は女性に排卵障害があります。排卵がなければ、月経がなかったり、月経量が少なかったりしますから、自分でもある程度、想像がつく場

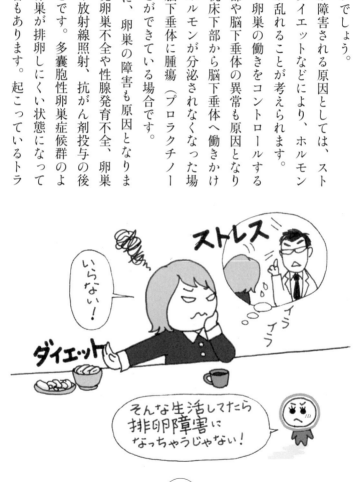

合が多いでしょう。
排卵が障害される原因としては、ストレスやダイエットなどにより、ホルモンの分泌が乱れることが考えられます。
また、卵巣の働きをコントロールする視床下部や脳下垂体の異常も原因となります。視床下部から脳下垂体へ働きかける刺激ホルモンが分泌されなくなった場合や、脳下垂体に腫瘍（プロラクチノーマ）などができている場合です。
さらに、卵巣の障害も原因となります。早発卵巣不全や性腺発育不全、卵巣の手術や放射線照射、抗がん剤投与の後遺症などです。多嚢胞性卵巣症候群のように、卵巣が排卵しにくい状態になっている場合もあります。起こっているトラ

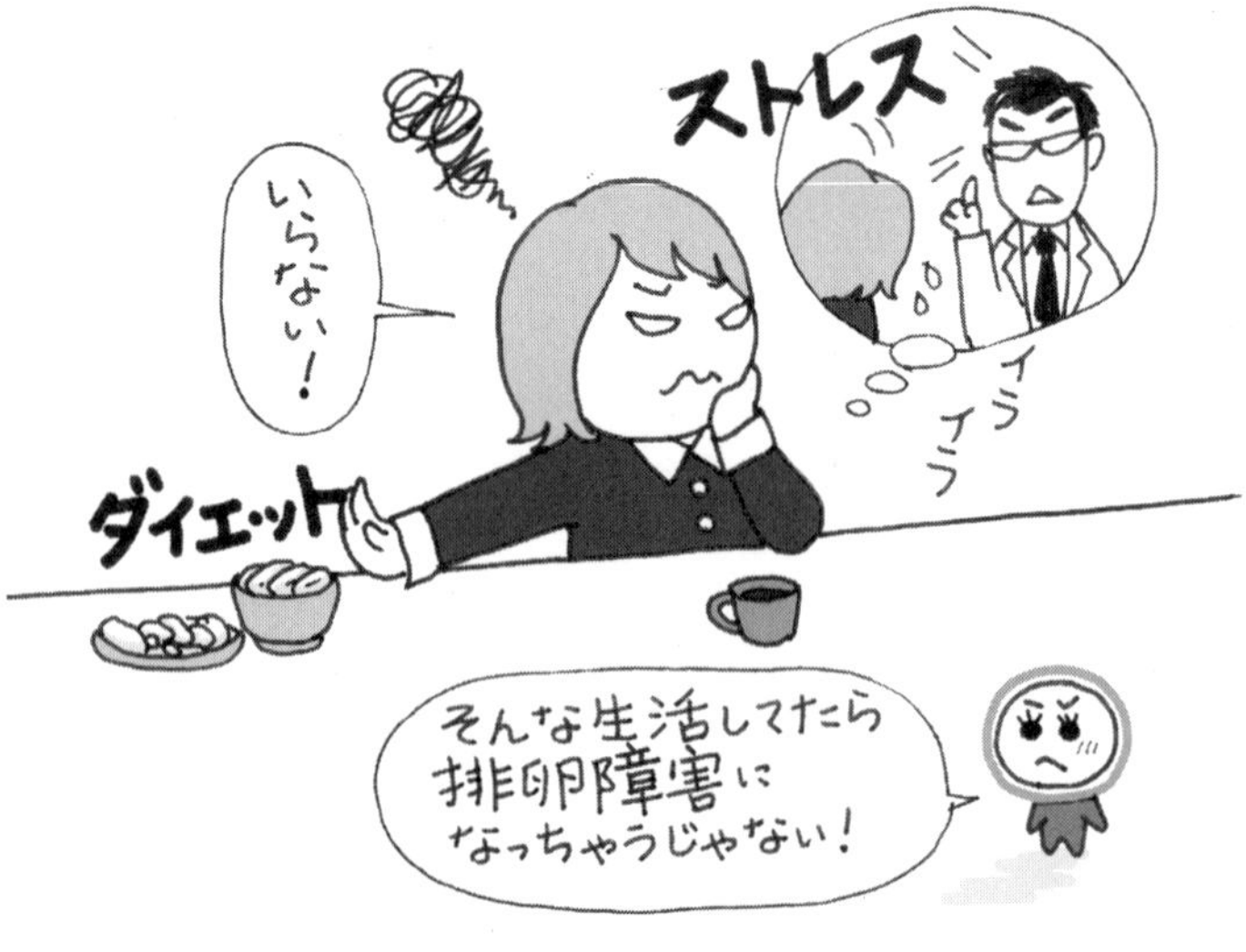
ストレス
いらない！
イラ
イラ
ダイエット
そんな生活してたら
排卵障害に
なっちゃうじゃない！

ブルによって、治療の内容は違ってきます。

稀発月経（月経周期が長い）や無排卵性月経のような程度の軽い排卵障害であれば、内服薬（クロミッド、セキソビットなど）で排卵を促します。程度の強い排卵障害や、内服薬で効果がない場合は、排卵を誘発する注射を使用します。

しかし、排卵誘発剤を使用しても排卵しないこともありますし、排卵はしても卵子の質が悪いと受精しないこともあります。

②卵管・子宮の手術

原因がはっきりしている女性不妊の中でもっとも多くみられるのが、卵管因子によるものです。

クラミジア感染症などによって卵管炎を起こすと、卵管が癒着・閉塞してしまうので、卵子が精子と出会うことはできなくなります。また、子宮内膜症になった場合も、卵管が癒着することがあります。卵管が癒着・閉塞している場合は、卵管形成術や卵管開口術をおこないます。

しかし、手術後の妊娠率は決して高くないので、あえて手術をおこなわずに体外受精などの治療をすることも少なくありません。

子宮筋腫や子宮奇形があって、受精卵の着床が妨げられていることもあります。たとえば、子宮筋腫の中でも子宮内腔に筋腫がせり出している粘膜下筋腫（135ページ**図4－3**）の場合や、子宮奇形で極端に子宮内腔が狭くなっている場合などです。また、人工妊娠中絶を繰り返すなどして子宮腔内が癒着している場合も受精卵の着床は困難です。こういったときには、手術や子宮内避妊器具の挿入などの治療をおこないます。

不妊原因がわからない場合の治療

いろいろ検査をしたけれども、これといった不妊原因が見つからないときはどうすればいいのでしょうか。卵子の老化も含めた原因不明不妊（機能性不妊）は、報告者によって違いはありますが、不妊症全体の10～35％あると言われています。ここでは、原因不明不妊の一般的な治療の流れを説明しましょう。

一般的にはタイミング法から始まって、体外受精などの生殖補助医療（ART）まで、順に進めていきます。年齢の高い人は、若い人よりも早く次の段階に進んでいきます。

①タイミング法

精子や卵子には寿命があり、一般的には精子が2〜3日間、卵子は約1日間です。妊娠するためには、その生存期間中に精子と卵子が出会う必要があり、排卵のタイミングに合わせて性交渉をすることをタイミング法と言います（91ページ**図3－5**）。病院で排卵の時期をチェックし、タイミングを指導してもらいます。

でも、仕事が忙しく、なかなか病院を受診できないといったときには、自分である程度、排卵日を推定する方法がいくつかあります。

ひとつは基礎体温の測定です。排卵の時期は、基礎体温が低温期よりも少し下

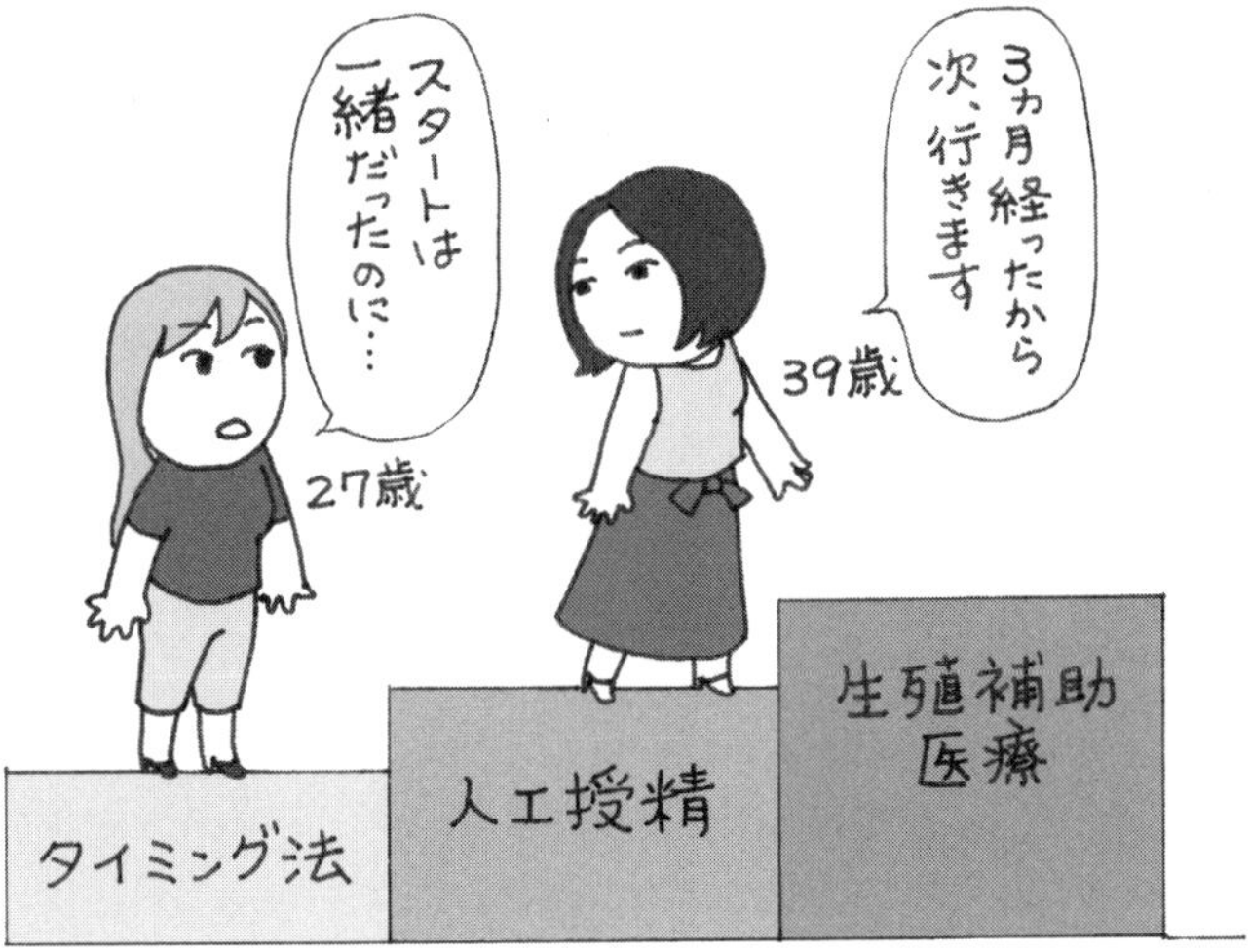
3カ月経ったから次、行きます
39歳
スタートは一緒だったのに…
27歳
生殖補助医療
人工授精
タイミング法

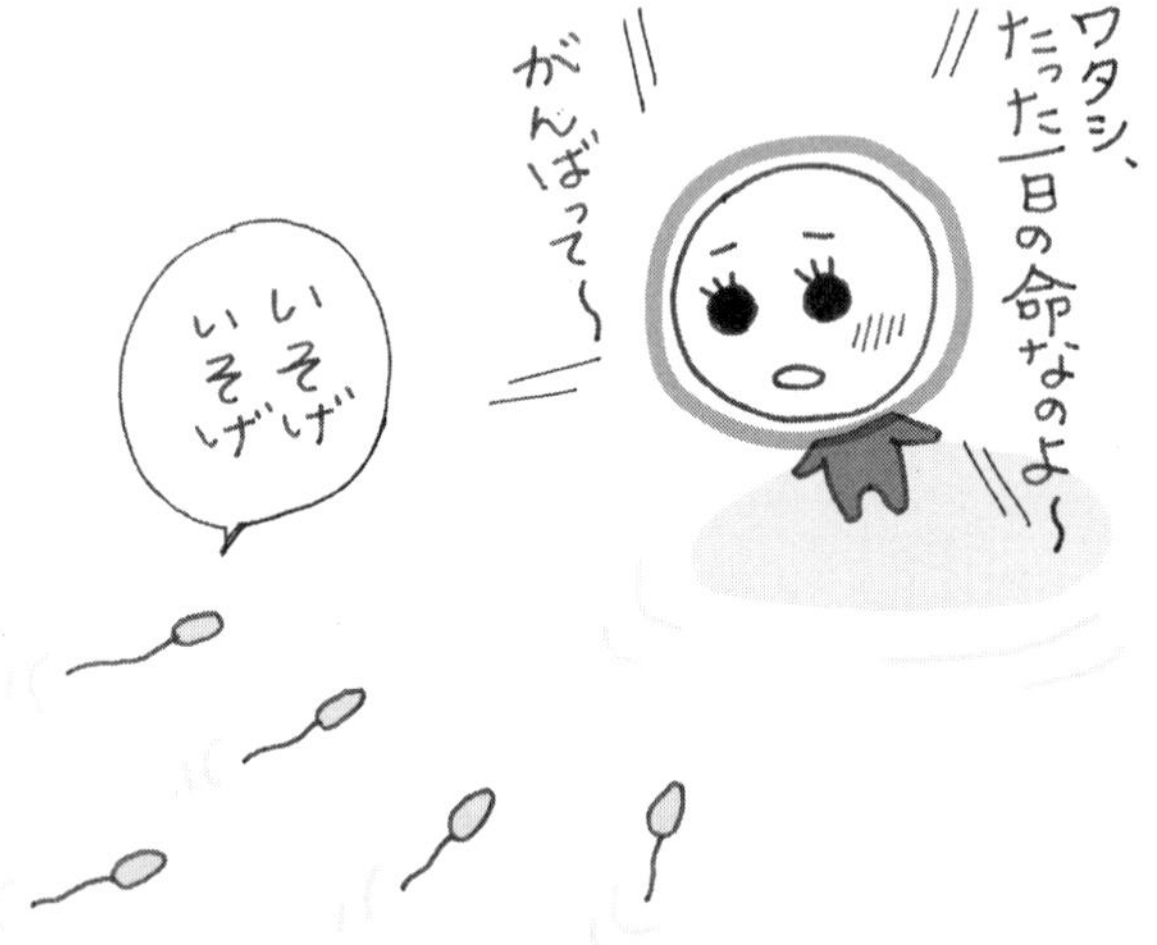
ワタシ、たった1日の命なのよ〜
がんばって〜
いそげいそげ

がる「体温陥落日」から高温期に入るまでと言われています。つまり、体温陥落日の3日ほど前から高温期に入るまでの間に性交渉を持つと、妊娠の確率が高いことになります。もうひとつは、おりもののチェックです。月経の始まりから2週間ぐらい経ち、水っぽいおりものが増え、お腹が張ってくる頃がそろそろ排卵の時期です。

もし、基礎体温やおりものをチェックしても排卵の時期が見当もつかないということであれば、時間を作って病院を受診しましょう。超音波検査をしてもらい、卵子の入っている卵胞の大きさを計測することで、排卵の時期をある程度予測できます。また、排卵直前に出るLH

図3-5 ● タイミング法

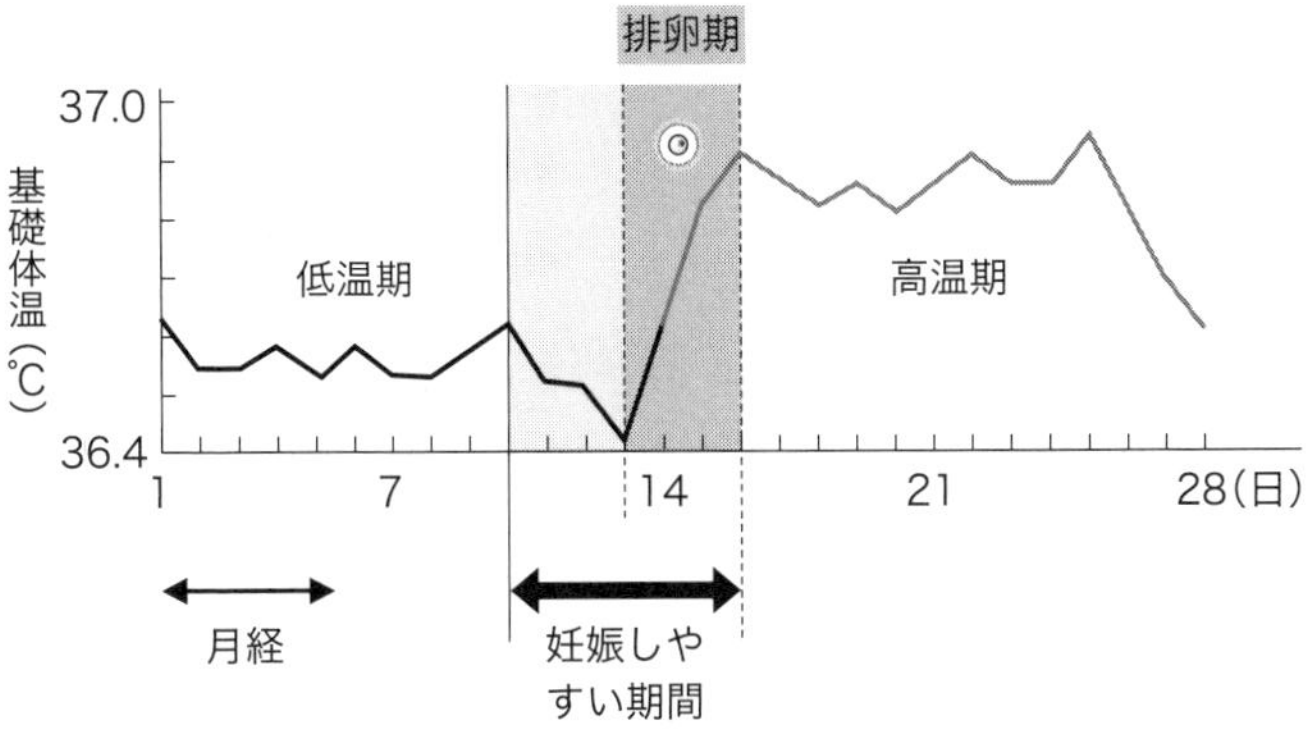

図3-6 ● タイミング法の妊娠率

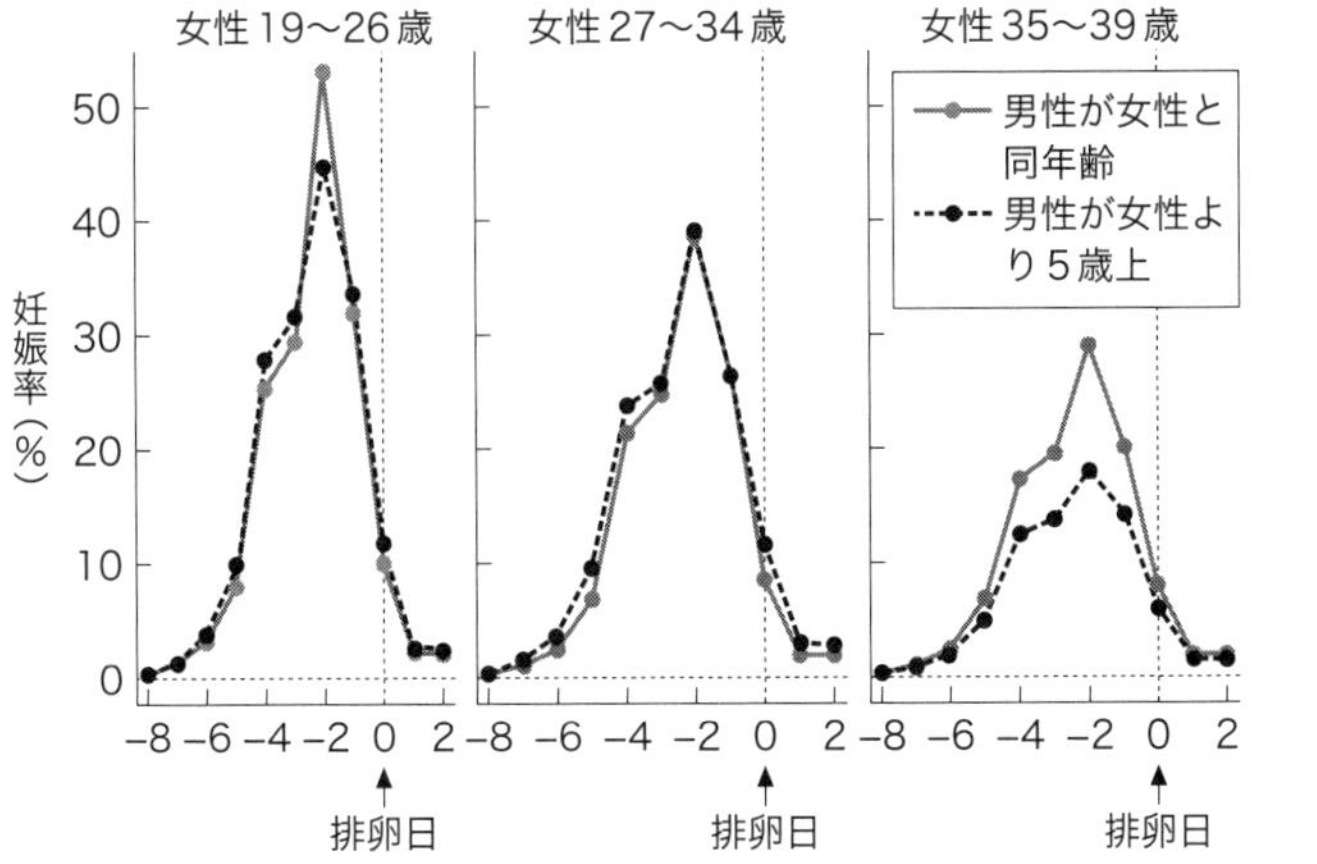

Human Reproduction, Volume 17, Issue 5, 1 May 2002, Pages 1399-1403を一部改変

の量をテステープ（病院で分けてくれますが、薬局やネットでも購入できます）でチェックし、確認することもできます。

少なくとも4〜6ヵ月ぐらいはタイミング法をおこないます。しかし、排卵と考えられる時期に性交渉のタイミングを合わせても、35歳から39歳では、3割ぐらいしか妊娠には至りません（91ページ**図3−6**）。タイミング法で妊娠しないようなら、次には人工授精をおこなうことになります。

②人工授精

ふつう、腟内に射精された数億個の精子は子宮頸管を通って子宮内腔を泳ぎ、卵管の膨大部というところに行くのですが、卵子の周りまで辿り着けるのは100個以下です。

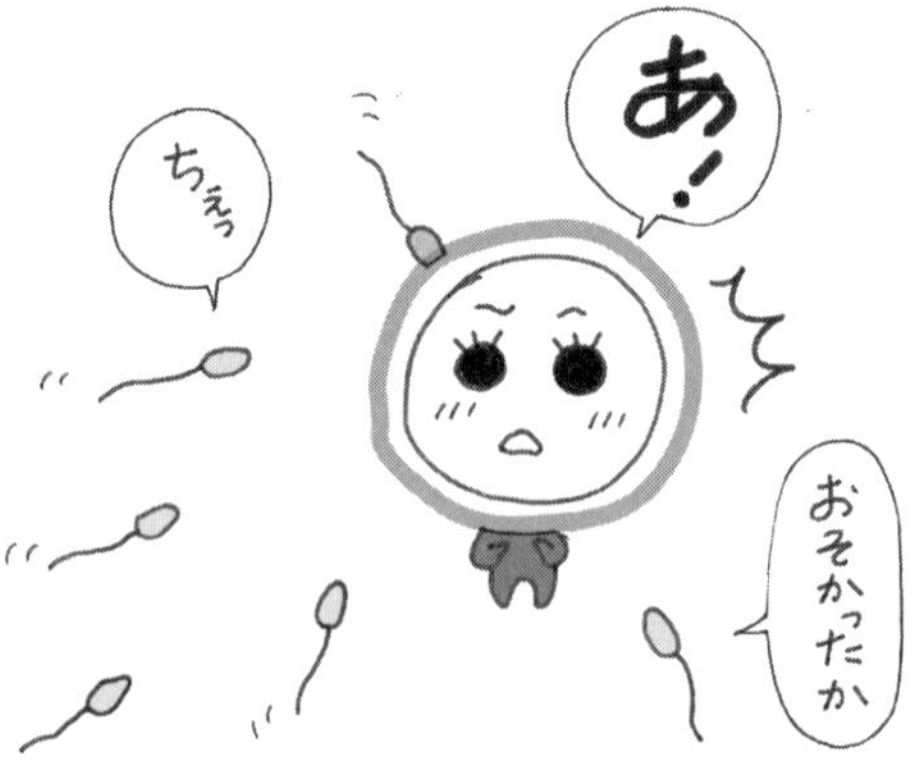

人工授精は、精液を調整し、その一部を子宮内腔に入れる治療のことで、数多くの精子を卵子のもとに届けることができます（**図3－7**）。タイミング法をためしても効果がないときのほか、男性側に不妊原因があるとき（精子数が少ない、運動精子が少ない、性交障害など）や、子宮頸管に精子に対しての抗体があるときにもおこないます。

精子数が少ないときには、精子洗浄濃縮法で元気な精子を選んで人工授精しますが、無精子症などの場合は、他人の精子を使うこともあります（提供精子による人工授精：AID）。なお、夫婦間でおこなわれるものは配偶者間人工授精（AIH）といいます。

妊娠率を上げるために、排卵誘発法を併せて使うこともあります。しかし、人工授精も

図3−7 ● 人工授精

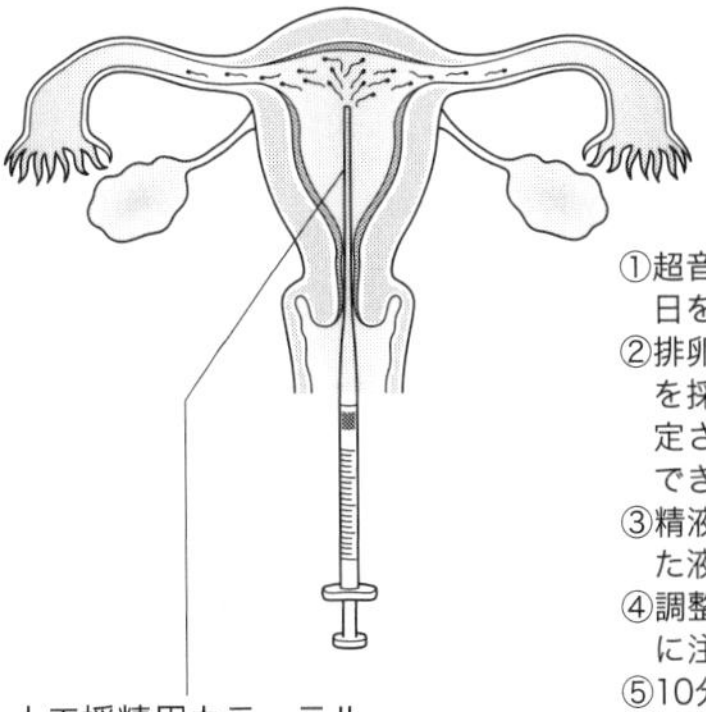

人工授精の手順

①超音波検査や尿検査、基礎体温表などから排卵日を予測します。
②排卵検査薬で陽性が出たら病院を受診し、精液を採精室でのマスターベーションによって、指定された容器に採取します（1時間以内に持参できる場合は、自宅での採取も可能）。
③精液を洗浄・濃縮して元気な精子のみの濃縮した液を作ります。
④調整した精液を人工授精用カテーテルで子宮内に注入します。
⑤10分ほど安静にして帰宅します。抗生物質が1～2日分出ますが、その後は普通に生活できます。

成功率は1割ほどとさほど高くありません。人工授精で妊娠した人は6回ぐらいまでに成功しているケースが多いので、延々と続けるのではなく、ある程度の期間続けたら、次の段階の治療に移ることになります。

③生殖補助医療（ART）

生殖補助医療（Assisted Reproductive Technology：ART）は、40年ほど前にイギリスで始まった、いわゆる試験管ベビーと言われた技術です。卵子を体外に取り出して、精子と受精させるという画期的な方法です。

ARTは世界中でおこなわれており、現在、日本でも、30人弱にひとりは体外受精によって妊娠・出産しているという状況です。しかし、どこの施設でもおこなわれているわけではなく、生殖医療登録機関のみです（巻末資料参照）。

ARTには、おもに3つの方法があります。

●体外受精―胚移植（IVF―ET）

一般的には、排卵誘発剤（内服薬や注射など）を使用して卵胞を発育させたのちに、卵子を体外に取り出し（採卵）、培養液の入ったシャーレの中で精子と受精させます。受精卵は数日間培養し、その後、子宮内にもどします（胚移植）。当初は卵管の障害が原因の場合に用いられてきましたが、現在はその他の不妊原因の場合にも使われています。

●顕微授精
（卵細胞質内精子注入法・ICSI）

体外受精では受精が起こらないカップルにおこなう方法で、細い針を使って精子を1匹、卵子の中に直接注入する治療法です。一見、乱暴な方法のようですが、この方法でなければ妊娠が成立しない人もいます。受精率は50〜70％です。受精卵は数日間培養して、

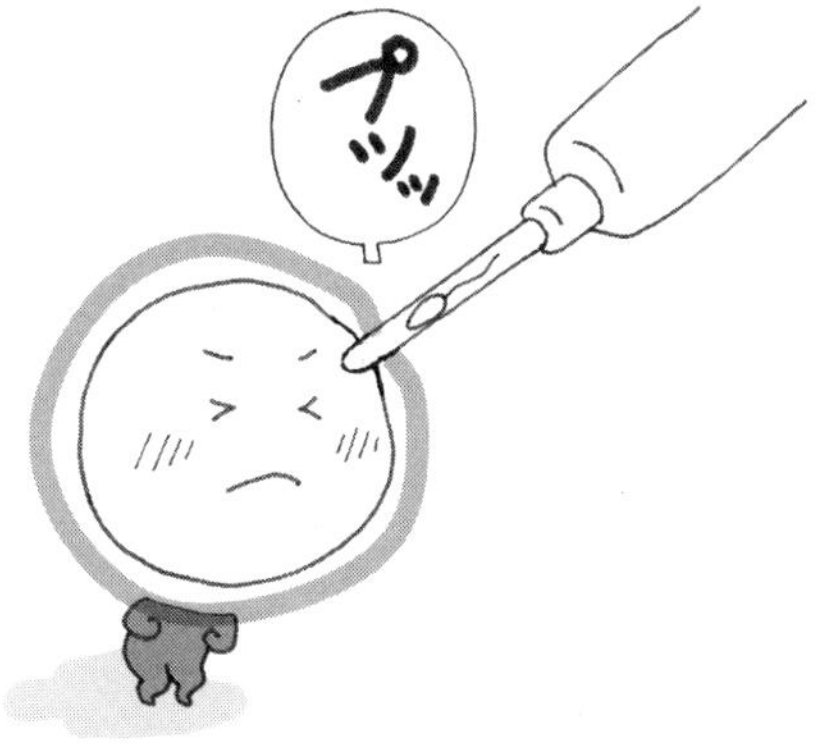

子宮内にもどします。

●凍結融解胚移植

体外受精をする場合は、注射などの排卵誘発剤を使って卵巣を刺激し、たくさんの卵子を採取することが多くなります。その場合、個人差はありますが、卵巣が大きく腫れることがあります（卵巣過剰刺激症候群）。この周期に受精卵をもどすと、排卵後に多量に分泌される黄体化ホルモン（LH）の刺激を受けて、卵巣はさらに大きく腫れてしまい、お腹がふくれて苦しくなり、全身状態が悪くなります。

そのため、たくさんの卵子を取った周期には、体外で受精させた胚をマイナス196度という超低温の液体窒素で凍らせてとっておき、次の機会にその胚を融かして移植することによって体に負担をかけないようにするのが、「凍結融解胚移植」です。

子宮にもどす胚の数は、母体と胎児、双方のリスクが高くなる多胎妊娠を防ぐために、原則として1個としています。ただし、35歳以上の女性、または2回以上続けて妊娠しなかった場合は、2個もどすことができます。子宮にもどす胚の

図3−8 ● 凍結胚を使ったほうが体外受精の妊娠率は高い

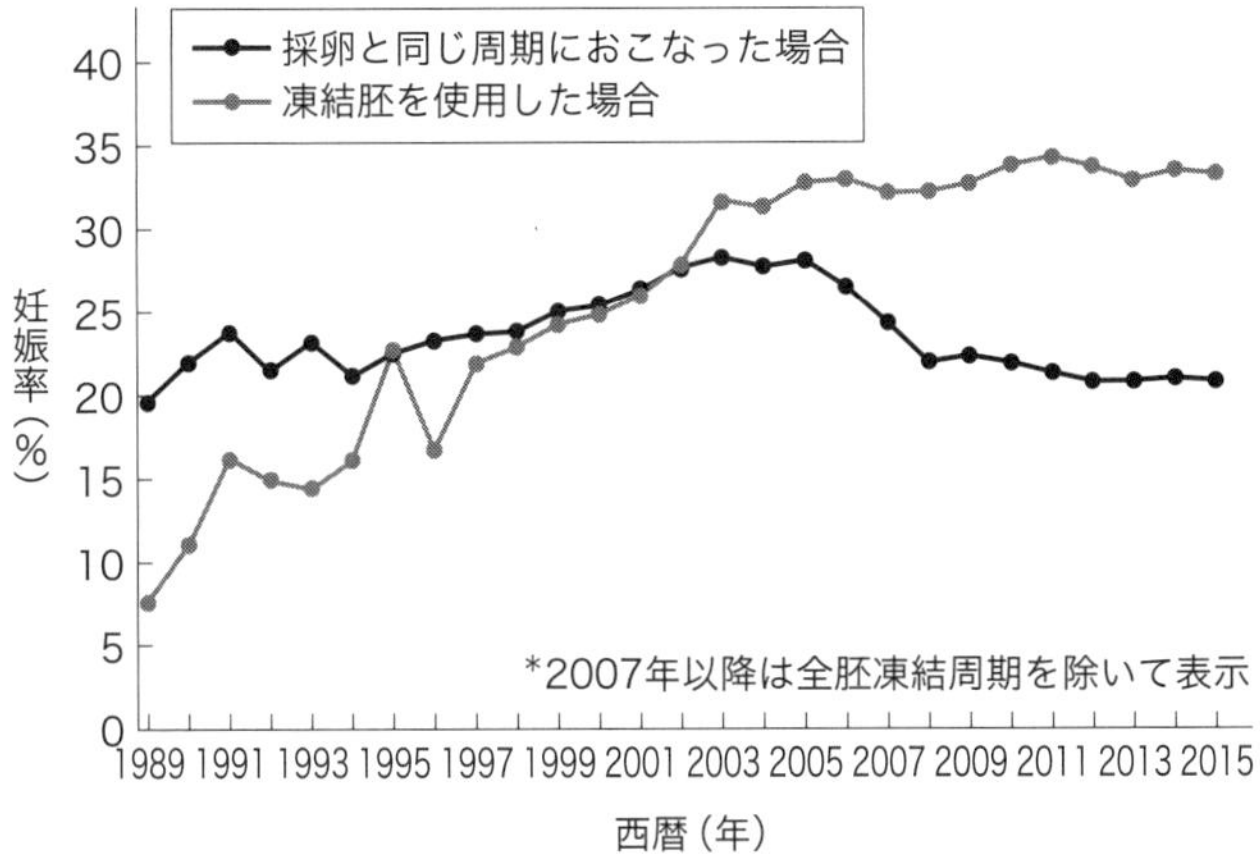

日本産科婦人科学会「ARTデータブック」（2015年）より作成

数を制限することで、妊娠中の母体への負担を減らすことができるだけでなく、残った凍結胚は別の周期に使えるので、体に負担をかける採卵の回数を増やさずに、妊娠の機会を増やすことができます。

ただし、凍結胚を融解する際、ときに元通りにならない場合もあり、すべてがうまくいくわけではありません。

しかし、日本産科婦人科学会のデータでは、採卵と同じ周期に受精卵を子宮にもどしたときより、採卵と別の周期に凍結胚を子宮にもどしたときのほうが妊娠率はよいのです（図3−8）。最近では凍結胚を使った治療のほうが多くおこなわれているようです。

図3−9 ● 生殖補助医療の成功率

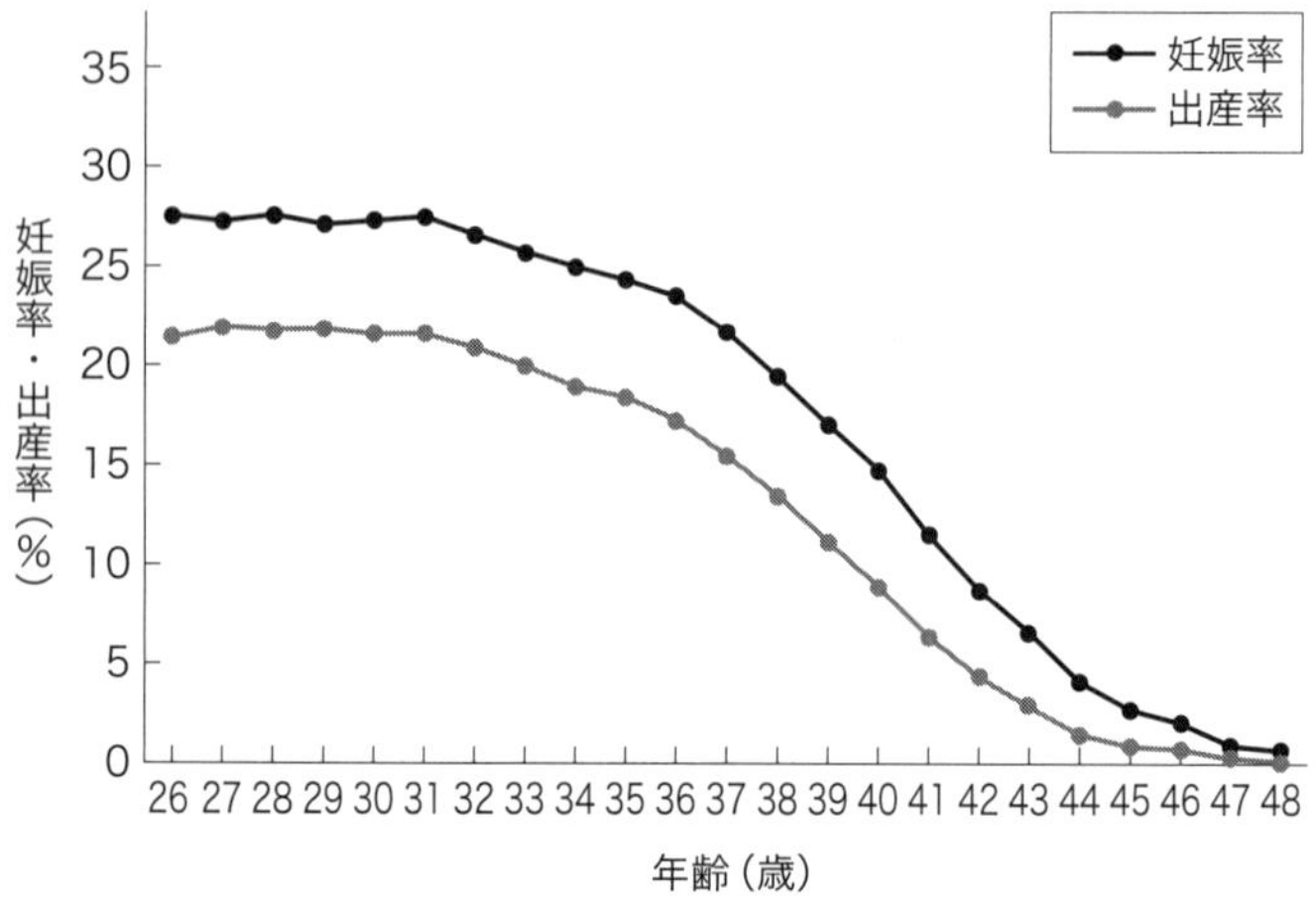

日本産科婦人科学会「ARTデータブック」（2015年）より作成

ここまでみてきた生殖補助医療は、妊娠のための最終手段ではありますが、残念ながら成功率は100%ではありません。赤ちゃんを授かるのは、32歳ぐらいまでは約20%ですが、32歳からは1歳につき1%低下し、さらに37歳からは1歳につき2%低下、39歳では約10%です（**図3−9**）。40歳を過ぎると、生殖補助医療をおこなっても妊娠・出産はかなり厳しくなることは知っておきましょう。

なお、生殖補助医療のうち、体外受精、顕微授精に関しては、自治体から補助金が一部出ることになっていますが（特定不妊治療費助成制度）、女性の年齢は43歳未満と制限され、通算の回数制限もあるため、いつまでも何回でも助成してもらうというわけにはいきません（巻末資料参照）。

不妊治療を受けた女性の体験談

①5年間、治療を続けたMさん（52歳）

結婚は37歳。Mさんは結婚してすぐにでも子どもがほしかったのですが、同年齢の夫はMさんとは2度目の結婚で、前妻との間にふたりの子どもがいました。養育費の問題もあり、すぐに子どもがほしいという気持ちにはなれなかったそうです。

そろそろ……と二人の気持ちが一致したときには、Mさんはもう44歳になっていました。それまでは、体を温めるなど、妊娠にいいかなということを少しやってみる程度だったようです。

気持ちが固まったのが遅かったので、すぐに不妊治療専門病院を受診し、「最終段階」である体外受精から始めました。遠方の施設に何年も通ったのですが、妊娠には至らず、かといって治療をやめるという決心はなかなかつかず、49歳まで治療を続けました。

その後、特別養子縁組をすることも考えたのですが、Mさんの住んでいる自治体では育て親になるのにも年齢制限があったため、50歳前後ではそれも叶わず、Mさんの子どもがほしいという願いはそこで途絶えてしまいました。

今、あらためてお話を聞くと、**「卵子の老化」は知らなかったし、知っていればもっと早く治療を開始していた**と言います。

Mさんは、他施設での治療中にもときどき、私のクリニックを受診されていました。受診している施設から依頼された検査や注射などをしていたのですが、一般的にはかなり妊娠が難しい47歳になった頃、私から「妊娠は難しいと思う。そろそろ治療を中止したらどうでしょう」とお話ししました。でも、「病院で、『ひとつですが、いい卵を取ることができましたよ』と言われると、また頑張ろうという気持ちになるんです」ということでした。

不妊治療を自分からやめるのは、治療をしている方にとってなかなか難しいことのようです。

妊活を終えたMさんは今、更年期障害の治療で受診しています。趣味の料理やゴルフを楽しむ毎日だそうです。

②治療開始後、すぐに妊娠したHさん（41歳）

結婚は37歳。それから1年間ほどは、サプリメントを服用するなど、無理のない範囲で自分なりに妊活をしていたということです。39歳のときに、月経痛がひどいということで私のクリニックを受診しました。超音波検査をすると、2・5㎝と小さいですが、チョコレート嚢胞（子宮内膜症）がありました。

不妊症の検査をしたところ、排卵障害はなく、卵管の通過性も良かったので、漢方薬で少し経過をみることにしました。同時に、まもなく40歳という年齢を考え、早めに不妊治療専門病院を受診することをすすめました。

Hさんは、不妊治療をすると病院受診の回数が多くなり、仕事を休むことで同僚に迷惑がかかるのではないかと考え、専門病院を受診することはなかなかできませんでした。しかし、それを気にし続けていたら、なかなか前に進むことができないという家族の説得もあって、やっと40歳で病院を受診しました。幸いなことに2回目の体外受精で妊娠することができ、現在、妊娠8ヵ月です。

Hさんは「卵子の老化」のことは知らなかったそうですが、年齢から考えて、すぐに妊娠するとは思っていなかったので、妊娠反応が出たときにはびっくりしたと言います。職場のストレスは多少あったのですが、主治医が仕事の繁忙期を避けて治療のスケジュールを組んでくれたので、精神的に少し楽だったようです。ストレスが軽減されたことと、あまり期待せず、力が入っていなかったことが幸いしたのかもしれません。

③婦人科系の病気を抱えながら妊娠したKさん（41歳）

結婚は35歳でした。結婚後1年で妊娠を希望し、私のクリニックを受診しました。以前から月経痛があるということで検査をしてみると、左右の卵巣に2〜3㎝ほどのチョコレート嚢胞、さらに子宮筋腫がありました。すぐに治療が必要な状態ではなかったのですが、不妊のリスクは高いので、すぐに体外受精ができる不妊治療専門病院の受診をすすめました。

でも、なかなか決心がつかず、結婚して5年後、やっと受診しました。そこでも不妊症の検査を受けましたが、異常はありませんでした。しかし、その頃には夫婦間のコミュニケーションがうまく取れなくなって関係がぎくしゃくしてしまい、結局、数ヵ月後に離婚してしまいました。

その後、別の男性と知り合い、「妊娠できればいいかな」という軽い気持ちでいたら、41歳で自然妊娠できたのです。現在、妊娠7ヵ月ですが、チョコレート嚢胞も少し縮小しており、経過は順調です。

Kさんは、「卵子の老化」について最初の結婚後2〜3年経ってから意識するようになり、早く妊娠しなくてはと思っていたそうですが、離婚ということになってしまいました。今のパートナーとはまだ結婚していないそうですが、「ずっとほしかった子どもを授かったのだからもちろん産みますよ」と、明るく妊婦健診に来ています。

三人三様ですね。「卵子の老化」はもちろん、不妊に大きく影響すると思います。Mさん以外にも、不妊治療をあきらめた人はたくさんいます。でも一方で、Hさん、Kさんのケースからは、「卵子の老化」には個人差があること、不妊にかかわる因子を持っていても必ず不妊症になるわけではないこと、臓器の異常だけではなく、精神的なストレスの軽減も妊活には必要だということがわかると思います。

卵子の老化に対してできること

これまで、妊娠までのプロセスのどこかにトラブルがある場合の不妊治療について説明してきましたが、卵子の老化そのものに対して、なにかできることはあるのでし

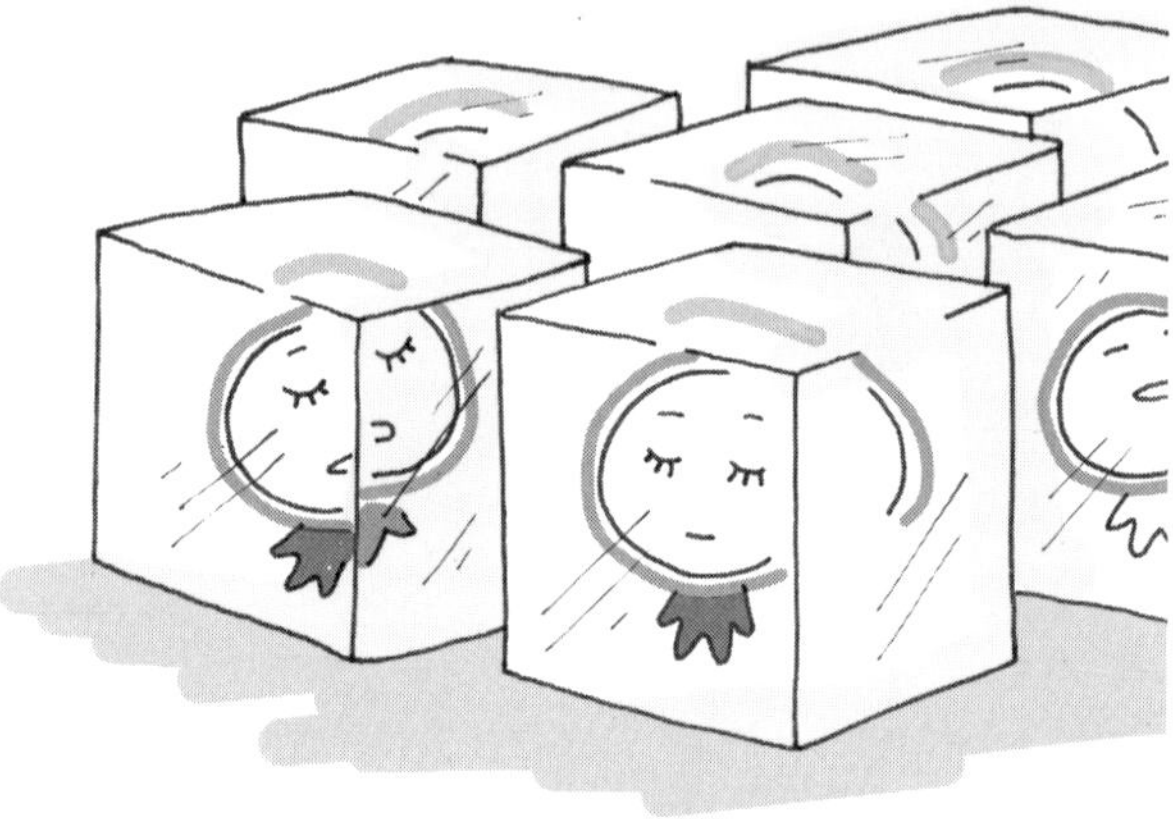

ょうか。ここでは、2つの方法を取り上げます。

●卵子の凍結

この数年、卵子凍結が話題になっていますね。抗がん剤治療などで卵巣の機能が失われる可能性がある場合などに、妊娠の可能性を残すため、まだ元気な卵子があるうちに採卵して凍結保存しておくという方法です。

最近では、まだ仕事を頑張りたいのですぐに妊娠する気持ちはないけれど、卵子の老化が進む前に卵子を取っておきたいという理由で凍結する人もいます。

「卵子凍結」と言葉で表すと簡単なことに思えるかもしれませんが、決して体へ

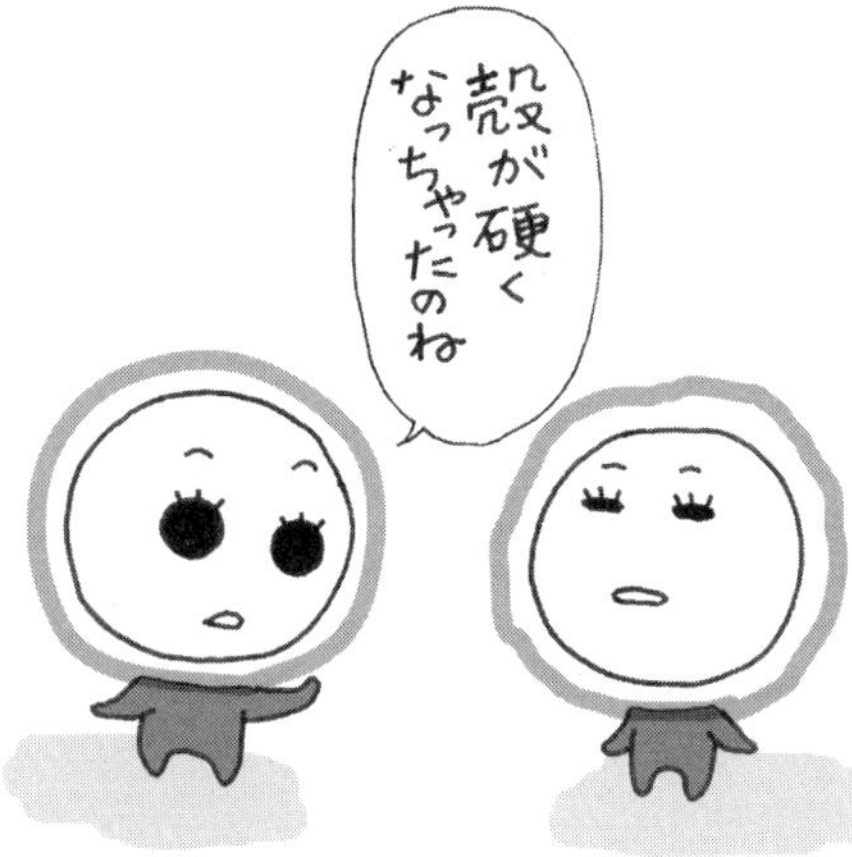

の負担は軽くありません。効率よくたくさんの卵子を1回で採取するために使用する排卵誘発剤によって卵巣が腫れ、ひどい腹痛になったり、全身状態が悪化したりして入院が必要なこともあります。もちろん、そうならないように細心の注意は払いますし、排卵誘発剤を使用せずに、自然周期のときに採卵することもあります。

妊娠を希望して凍結卵子を使用するときには、顕微授精が必要になります。凍結によって卵子の殻（透明帯）が硬くなってしまうため、体外受精では受精卵ができにくいからです。

一人の赤ちゃんを出産するために必要な凍結卵子は、統計的には39歳以下で10

個、40~44歳で50個と言われています。でも、それだけの凍結卵子があれば必ず妊娠する、というわけではありません。

一方で、実際には40歳以上で卵子の凍結保存を希望される人が多いのにもかかわらず、日本生殖医学会のガイドラインでは、40歳以上での卵子の凍結保存や45歳以上での凍結卵子の使用は勧めていません。

また、卵子凍結は、かなりの費用がかかるということがネックになっています。一般的には、産婦人科を受診して、採卵(卵子を採取)、凍結保存するまでに70万~90万円、2年目以降は卵子1個あたりの保管料が約1万円かかります。誰でも手軽にできる方法ではないですね。

卵子を凍結保存しておきたいという人はけっこういるようですが、その中には、じつはまだ結婚も決まっていなくて……という女性が意外に多いという現実もあります。もう、卵子の老化という問題がすぐ目の前に迫ってきていて、どうにかしたいということだと思います。

卵子を凍結しておけば将来必ず妊娠できるというわけではありませんが、指定されたときに産婦人科受診ができ、費用面も解決できるということなら、卵子凍結をひとつの選択肢として考えてもよいかもしれません。

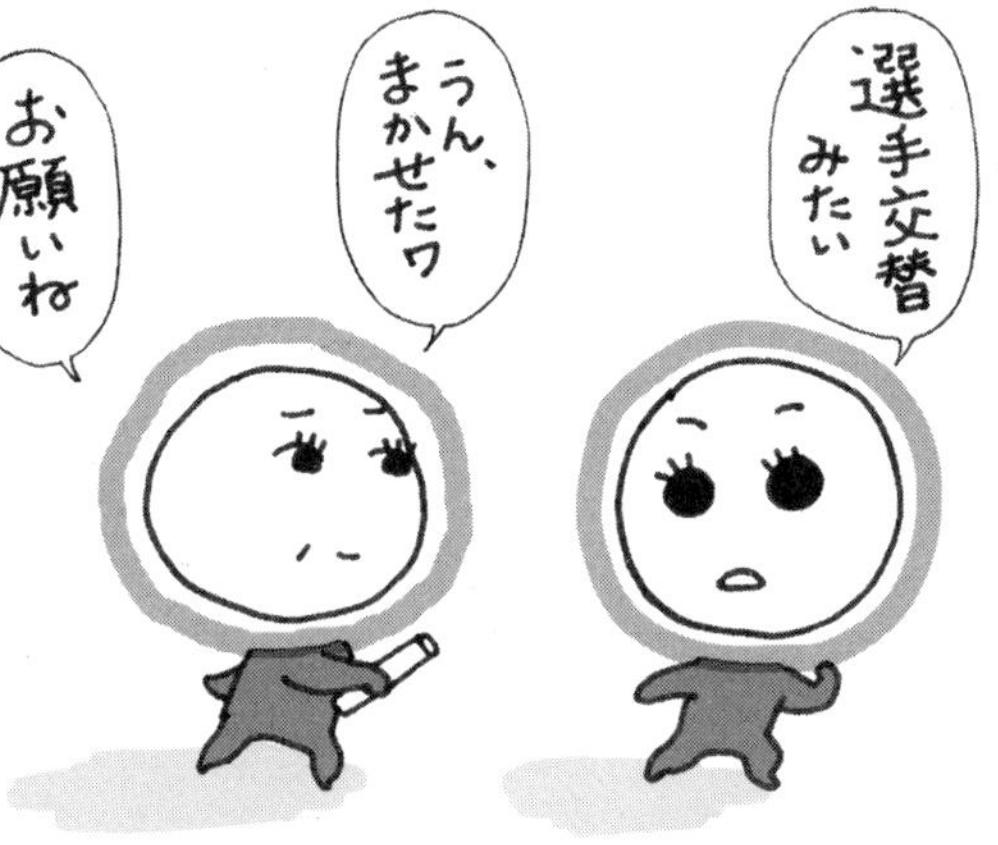

卵子凍結をおこなっている病院は、日本産科婦人科学会に登録することになっています。まだ数は多くはありませんが、学会のホームページに一覧があります（巻末資料参照）。凍結を選択肢として考えている人は、まず病院に問い合わせをしてみるのもいいかもしれません。

●卵子提供を受ける

年をとると卵子が老化して妊娠しにくくなるということ、また加齢による卵子の老化は誰しも避けられないことはお話をしてきました。それなら、もし若い卵子があれば、卵子の老化による不妊は解決するはずです。

実際、何回も体外受精を繰り返しても

妊娠せず、それでも妊娠の希望が強く、さらにお金もあるという人の中には、斡旋業者を介して海外で卵子の提供を受ける人もいます。衆議院議員の野田聖子さんが海外で卵子提供を受けて出産したのは有名な話ですね。海外で治療を受ける人の正確な実態はわかっていませんが、今までに２０００人以上の人が卵子提供を受けるために渡航しているのではとも言われています。

　残念ながら、日本では卵子提供が一般的におこなわれているわけではありません。姉妹や友人からの卵子提供による出産を扱い、マスコミ報道で有名になった諏訪《すわ》マタニティークリニックの根津《ねつ》八紘《やひろ》先生は、現在も続けられているようです。

　そのほか、オーストラリアの生殖医療施設認定制度をモデルとして、生殖医療に携わる31の医療機関がＪＩＳＡＲＴ（日本生殖補助医療標準化機関）という組織を作っていて、その中の6施設が卵子提供による治療をおこなっています（巻末資料参照）。２００７年から２０１７年（10月）までに81件の卵子提供による体外受精をおこない、48人の赤ちゃんが生まれたということです。

　なお、日本での卵子提供者はボランティアで、報酬は受け取っていません。最近では、生まれた子どもの「出自を知る権利」を守るため、提供者の告知を求められるということで、ボランティアで卵子を提供しようとする人が二の足を踏んでいる現実もあるようです。

また、ここで気に留めておかなければならないことがあります。卵子を提供してもらっての妊娠は、技術的には可能と言っても、高齢での卵子提供による妊娠・出産はそれほど簡単ではありません。妊娠・出産のプロセスでなんらかのトラブルが起こることも多いからです。

厚生労働省研究班の調査では、卵子提供を受けて出産したケースではその7割に問題が生じたということです。原因としては、高齢出産であること（平均45歳）、自分の遺伝子をまったく持たない（すべて他人の遺伝子を持つ）受精卵を体が排除する免疫反応の影響などが考えられ、低出生体重児が生まれたり、妊娠高血圧症候群、癒着胎盤などが起こったりしたということです。

2つの方法をみてきましたが、卵子の老化そのものへの対策法は、卵子の凍結保存にしても、他人からの卵子提供にしても、結果は期待通りとは限らないということも知っておく必要があるでしょう。

COLUMN

男性不妊のこと

男性不妊の原因の約9割は、精子を造る機能が低下する「造精機能障害」による精子数の減少や運動率の低下です。ほかに、精管が詰まる精管通過障害、精囊や前立腺の炎症による精子数の減少、セックスをすることができない勃起障害、性交ができても腟内への射精ができない性機能障害などがあります。

男性の検査は、まず精液検査から始まります。4～5日間の禁欲期間の後に、マスターベーションで採取した精液を検査容器に取り、量、数、運動率、感染症の有無などを検査します。精子数が少ない、運動率が悪い、奇形精子が多いなどの結果があれば、外生殖器の診察や血液検査などをおこないます。場合によっては、染色体検査や遺伝子検査などの特殊な検査を加えることもあります。

造精機能障害のうちの3～4割は精索静脈瘤という病気です。精巣の周りの静脈がボコボコと腫れるために血流が悪くなり、血液が滞ってしまいます。精巣は股の間にぶら下がるようにして体外に出ていますが、これは熱に弱いからなのです。しかし、血液が滞ると精巣が温められるので、精子を造る働きが悪くなってしまいます。

精索静脈瘤の手術をすることによって、造精機能の改善が望めます。これは、男性不妊の治療の中で唯一、効果がはっきり出る方法です。治療ができない精子数の減少や運動率の低下の場合は、前に述べたような不妊治療をおこなうことになります。

不妊治療だけが選択肢ではない

最近、思うのです……不妊治療をやめる時期が遅いのではないかと。しかし、不妊治療の中止は治療を受けている側に任されているのが現実で、50歳手前まで延々と続けている人も少なくありません。「卵子が採れなくなる」か「資金がなくなる」という状況になって、やっと治療をやめる気持ちになるようです。

医師のなかには、「個人差があるので、45歳を過ぎても妊娠する人はいる」と言う人もいます。そうなると患者さんは一生懸命、頑張ってしまいます。一方で、「閉経の10年前からは妊娠は困難」と言う学者もおり、その場合、閉経が50歳としても40歳

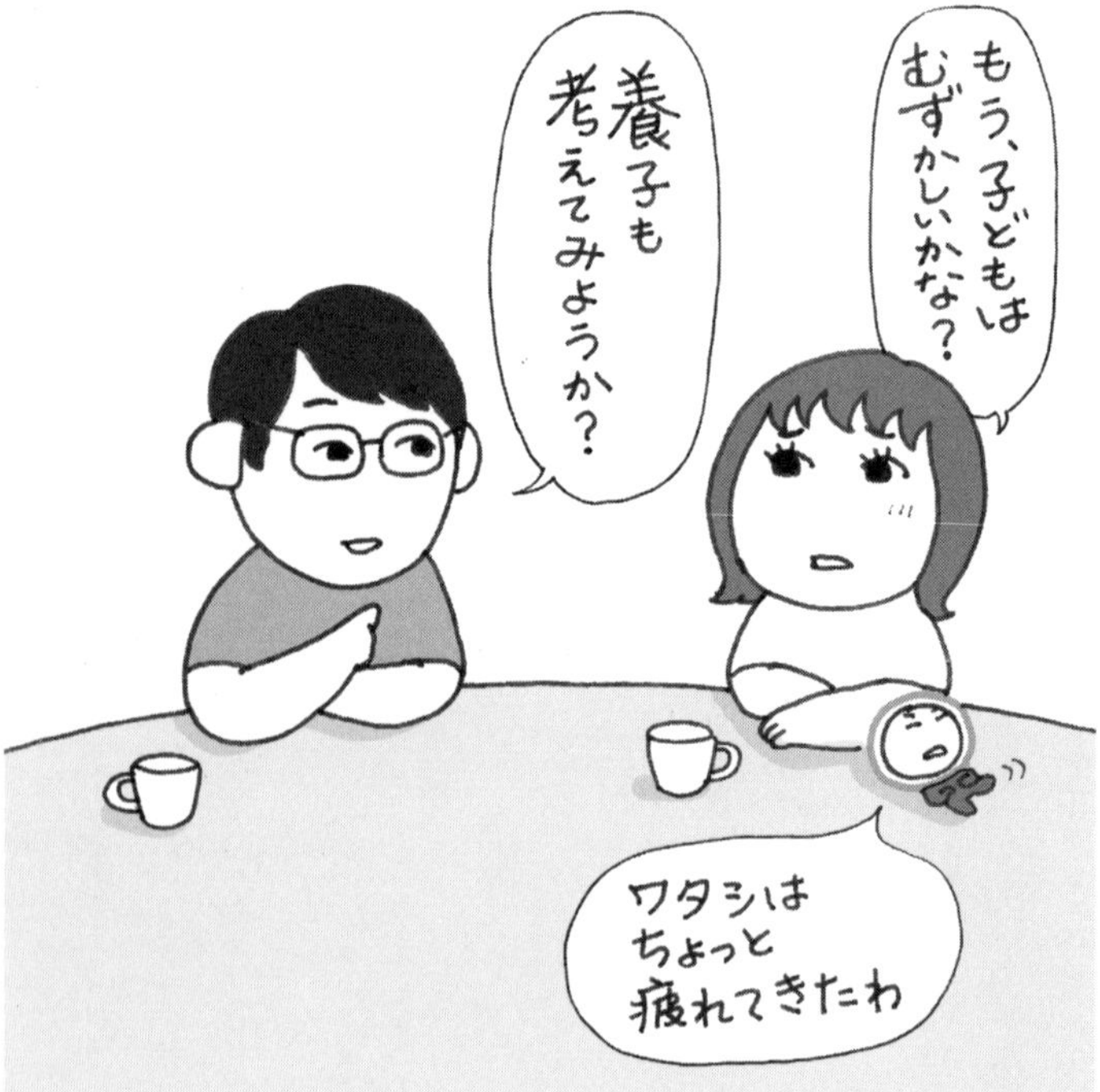
もう、子どもは
むずかしいかな？
養子も
考えてみようか？
ワタシは
ちょっと
疲れてきたわ

過ぎの妊娠は難しいということになります。

両者とも間違ってはいないと思いますが、**ぜひとも子どもがほしいということであれば、不妊治療にはある程度の時期で区切りをつけたほうがいいと思います。**

先日、4年間にわたる不妊治療に終止符を打ち、養子を迎えたいという女性が相談に来られました。彼女は今年で50歳、つい最近まで治療を継続していたのです。戸籍上も自分の子どもとして養育できる特別養子縁組を希望していました。しかし、自分の年齢がネックとなり、養子を迎えることはできませんでした。養親希望者が、子どもが成人するまで元気でいられるかどうかが問題となるのです。

じつは私の知り合いで、2人の看護師さんが30歳代で特別養子縁組（115ページ・コラム）をおこない、子どもを迎えました。30歳代前半で2歳の子どもを迎えた看護師さんが、足元にまとわりつく子どもをあやしている姿は本当に幸せそうでした。

養子の対象となるのは、予期せぬ妊娠で生まれてくる子どもや、虐待を受けて保護された子ども、育児放棄されてしまった子ども、つまり、養育者を必要とする「要保護児童」です。厚生労働省によると現在、約4万7000人の要保護児童がいるのですが、そのうち養子縁組で家庭に入る子どもは非常に少なく、約9割が施設に預けられているのが現状です。

日本では、そういった子どもを迎えて家庭的環境で養育することは、欧米に比べて圧倒的に少ないのです。要保護児童の里親になる、あるいは特別養子縁組をすることなどを、不妊治療と並行して考えてもいいのではないでしょうか。

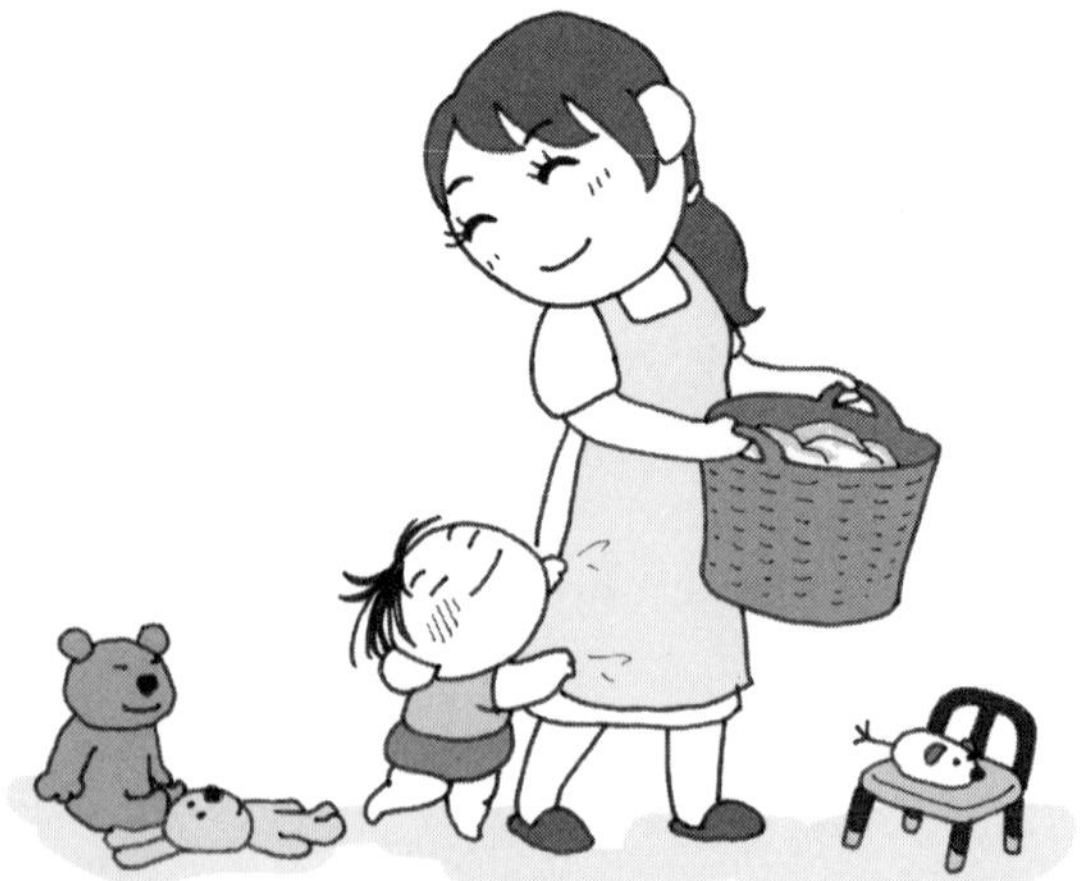

COLUMN

ひろがる特別養子縁組

「特別養子縁組」は、何らかの事情で生みの親と暮らせない子どもたちを、おもに血縁関係のない夫婦がひきとり、法的にも親子となる制度です（116ページ表3－1）。2016年5月27日に、児童福祉法の一部が改正され、国としても特別養子縁組を推進していく方針が決定しています。

各自治体の児童相談所で、特別養子縁組の仲介・相談をおこなっていますが、民間団体や産婦人科のなかにも特別養子縁組を取り持つ施設が出てきています。

埼玉県で特別養子縁組の斡旋事業をする「さめじまボンディングクリニック」院長の鮫島浩二《さめじまこうじ》医師の呼びかけで、全国の17の産婦人科の病院や診療所が連携し、特別養子縁組を斡旋したり、相談にのったりするグループ「あんしん母と子の産婦人科連絡協議会」が立ち上がっています。もし、出産した女性が特別養子縁組を希望すれば、第三者委員会で子どもを育てる新たな親を決めるのです。その際、寄付金などの金銭は受け取らない方針です。

表3−1 ● 養子縁組

	【特別養子縁組】	【普通養子縁組】
形式	家庭裁判所の審判で成立	養親と養子の同意で契約により成立
縁組の要件 養親	●婚姻している夫婦 ●一方は25歳以上、他方は20歳以上	●成年であること ●独身でもよい ●養子より年長である
実親の同意	必要	子が15歳未満の場合は必要
子ども	●6歳まで(ただし6歳未満から養親に養育されていれば8歳未満) ●実親による養育が困難である	●養親より年長でないこと ●年齢制限なし ●未成年の場合は家庭裁判所の許可が必要
実親との関係	終了	継続
離縁	原則としてできない。 ただし虐待など子の福祉を害する場合のみ、養子、実父母、検察官が申し立てられる。養親からの離縁は不可	当事者の合意により可能。ただし養子が15歳未満の時は法定代理人と養親との協議となる
戸籍の表記	長男または長女など（実子と同じ） 但し書きに「民法817条の2による裁判確定」と表記	養子または養女
相続	子は養親の扶養義務と相続権を持つ	子は実親と養親の扶養義務と相続権を持つ
成立までの期間	最短で約6ヵ月	約1〜2ヵ月

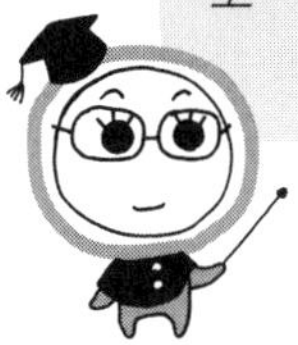

Q 不妊治療を受ける場合、メンタル面でのケアはあるのでしょうか？

38歳女性

A すべての産婦人科にというわけにはいきませんが、生殖補助医療をおこなう施設のほとんどに、不妊カウンセラーが常在しています。生殖医療に関する専門知識と心理学を学んだ不妊治療専門のカウンセラーで、治療を受ける人のいろいろな不安（治療の内容、仕事の継続、経済的な問題など）に耳を傾け、相談にのってくれます。時間をかけて話をしてくれますので、治療を継続するにしてもしないにしても、安心できると思います。

Q 「不妊治療」を掲げている病院なら、どこで治療を受けても同じですか？

37歳女性

A どんな治療でも、施設によって成功率に多少の差はあります。ただし、生殖補助医療をおこなっている施設は日本産科婦人科学会へ登録することになっています（巻末資料参照）。学会が規定した施設・設備や人員の基準を順守し、結果に関しても報告することになっていますので、一定のレベルはクリアしていますさして大きな差はないと考えていいと思います。

Q 35歳で結婚して、これまでに5回流産しています。不妊治療で解決できるのでしょうか？

40歳女性

A 流産を繰り返す場合は、なかなか妊娠しない不妊症とは分けて考えます。一般的に、流産の確率は1回の妊娠で15～20％と言われていて、2回、3回と流産を繰り返す人はそれほど多くはありません。
3回以上流産をした場合は習慣流産と呼ばれ、原因となるなんらかの異常がある可能性が考えられます。子宮の形が悪い、子宮筋腫（粘膜下筋腫）がある、甲状腺や糖代謝などに問題がある、内分泌異常、血栓ができやすい体質である、また、夫婦どちらかの染色体異常も原因となることがあります。すべてというわけではありませんが、治療ができるものもありますので、病院で検査・治療をしてもらうといいでしょう。

Q 不妊治療をしていることを周囲の人に知られたら、どう思われるか気になります。

41歳女性

A 最近は、不妊治療を受けて妊娠したということを公表するタレントさんが増えていることなどもあり、「妊娠しなければ病院へ」という意識が当たり前になってきているようです。現在では、生まれてくる赤ちゃんの27人に1人は体外受精によるそうですから、そこまで気にしなくてもよいのではないかと思います。

むしろ今は、結婚して妊娠しないと、周りから「病院へ行ってきたら」と言われることも多いようです（これはこれでストレスになるようですが）。

Q **産婦人科で検査をしたところ、片方の卵管が通っていないそうで、不妊治療を勧められています。できることなら自然に妊娠したいのですが、むずかしいでしょうか？**

36歳女性

A たとえば、右の卵管が通っている場合、右の卵巣から排卵すれば、さらにタイミングさえ合えば、妊娠することはできると思います。主治医の先生は、年齢も考慮して不妊治療を勧めてくれているのでしょう。しかし、ご自身で自然に、と決められているのであれば、主治医の先生とも相談して、しばらくタイミング法を試してみたらいかがでしょうか。

Q 不妊の場合、性交の回数は増やしたほうがいいのでしょうか？

33歳女性

A 毎日の性交となると、精子の生産が追いつきませんので、数が少なくなる可能性があります。回数を増やすとしても、隔日ぐらいがいいでしょう。一方、精子をしっかり溜めておき、排卵日前後だけに性交するという場合も、精子の運動率が落ちるなど、精液の状態はあまりよくありません。1週間に1回ぐらいはしておいたほうがいいでしょう。

Q 不妊治療をすると決めているわけではないのですが、話を聞くためだけに産婦人科を受診してもいいものでしょうか？

40歳女性

A 大丈夫ですよ。一応、不妊の原因になるような問題はないかどうか診察を受けることになるとは思いますが、話だけを聞きたいということであれば、それでもいいと思います。一般的な不妊の原因を説明してくれたり、タイミングのとり方などを教えてくれたりすると思います。

でも、今までに性器の感染症にかかったことがある、人工妊娠中絶の既往やお腹の手術を受けたことがある、月経量が多い、月経痛が年々ひどくなる、月経が不順、月経周期が短い、月経量が減ってきたといったことがあれば、話をするだけでなく、不妊の検査が必要かもしれません。

Q **不妊治療を2年以上していますが、まだ妊娠しません。妊娠しやすい治療はありますか？**

40歳女性

A 妊娠しやすい方法があれば、皆さん、苦労はしないと思います。少しご自分を追いつめていませんか。ストレスは妊活の大敵ですから、一息、お休みしてもいいかもしれませんね。

3 不妊治療でできること

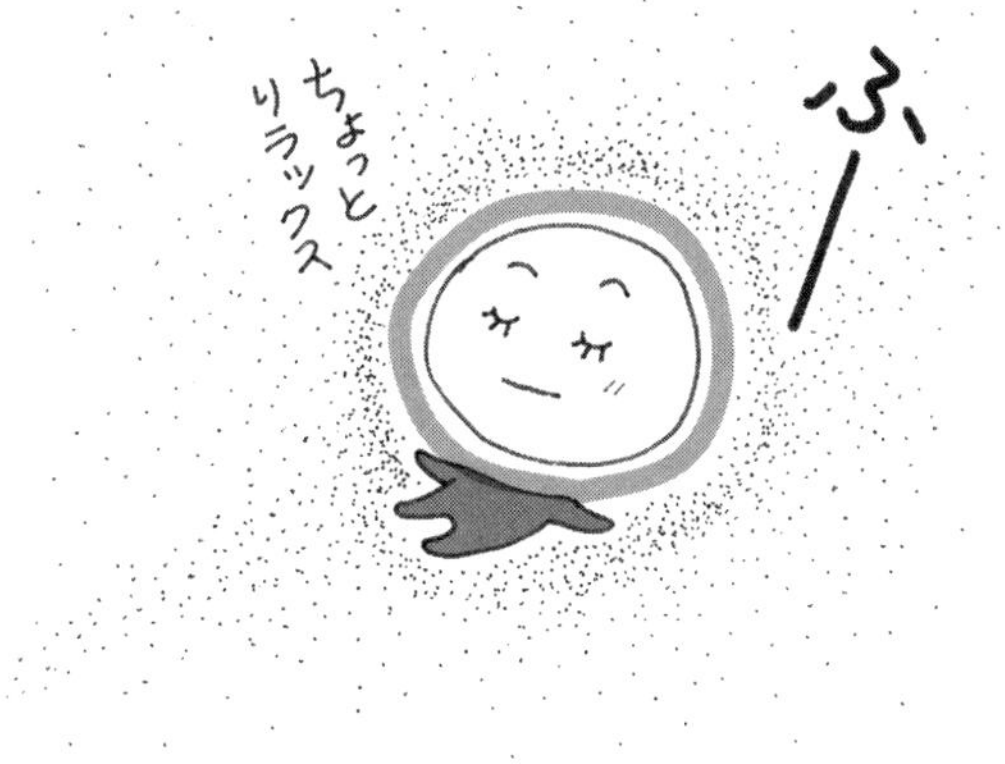

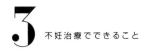

4

高齢妊娠・出産で気をつけたいこと

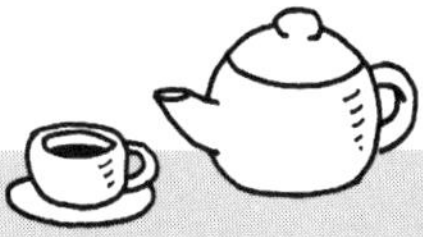

卵子の老化と高齢妊娠

卵子の老化と不妊や流産については、第1章、第2章でお話をしてきました。もうひとつ気に留めておいてもらいたいことは、卵子の老化が起こる年齢になると、妊娠できたとしても、赤ちゃんの染色体異常や流産・早産といった、さまざまなリスクが高くなる傾向があるということです。

もちろん、そういったリスクのすべてが卵子の老化が原因というわけではありませんが、「加齢そのものによってなにが起こるか」を知っておくことも、30歳代以降の妊娠を考えるときには必要になるでしょう。

加齢によって起こる代表的なことは、婦人科系の病気を抱えてしまうことです。子宮筋腫や子宮内膜症、子宮腺筋症、子宮頸がんなどです。それぞれの病気が妊娠に影響し、胎児の発育が悪くなったり、最悪の場合は流産・早産となってしまうこともあります。

また、全身の病気、たとえば高血圧や糖尿病、女性に多い自己免疫疾患などにかかると、母体、胎児の双方に悪影響がありますので、妊娠の前後できちんとコントロールをしておく必要があります。

高齢妊娠・出産ってなにが特別なの？

高齢妊娠（高年妊娠）って、何歳からのことを言うのでしょうか。日本産科婦人科学会では「35歳以上の初産婦」を高年初産婦としていて、経産婦に対しての規定はありません。ただ、国際的にはWHO（世界保健機関）やFIGO（国際産科婦人科連合）によって、「初産婦の場合35歳以上、経産婦の場合40歳以上」が高齢妊娠とされています。

35歳から妊娠率が下がること、そして妊娠中のトラブルに関しても35歳からリ

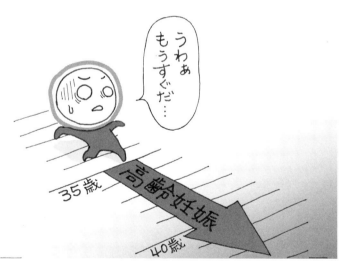

図4−1 ● 出産年齢の変化

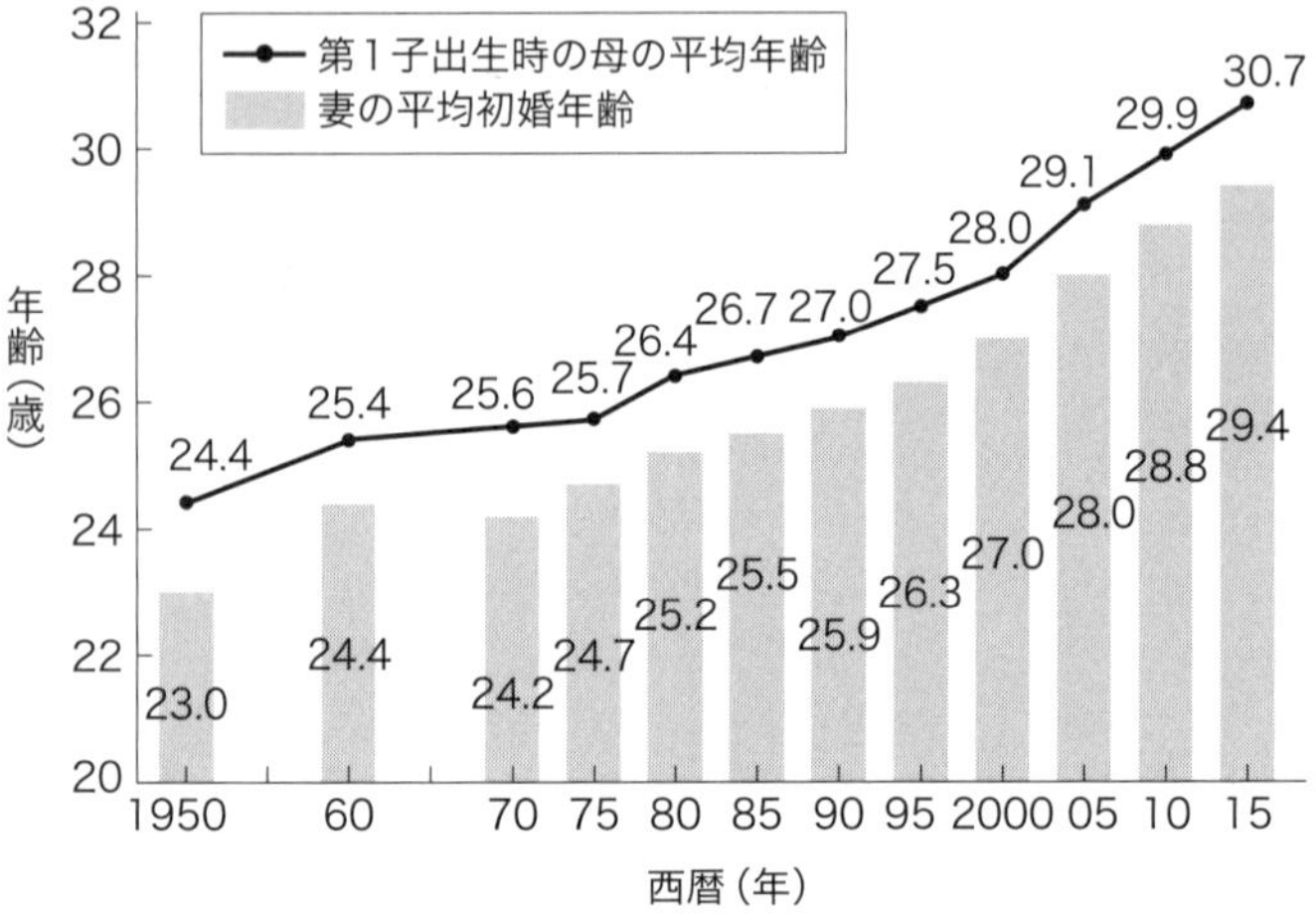

厚生労働省「人口動態統計」より

スクが高くなることから、このように決められているようです。

だんだん晩婚化が進み、２０１５年の平均初婚年齢は女性が29・４歳、男性が31・１歳です。また、１９５０年の第１子出産時の母の平均年齢は24・４歳ですが、２０１５年は30・７歳となっています（**図４−１**）。ここ数年の統計を見ても、34歳以下の出産が徐々に減ってきているのに対して、35歳以上が毎年、増加してきています。

さて本題にもどりましょう。高齢妊娠は、若い女性の妊娠と何が違っているのでしょうか。**図４−２**は、妊娠・出産に伴うさまざまな異常の起

図4-2 ● 高齢妊娠のリスク

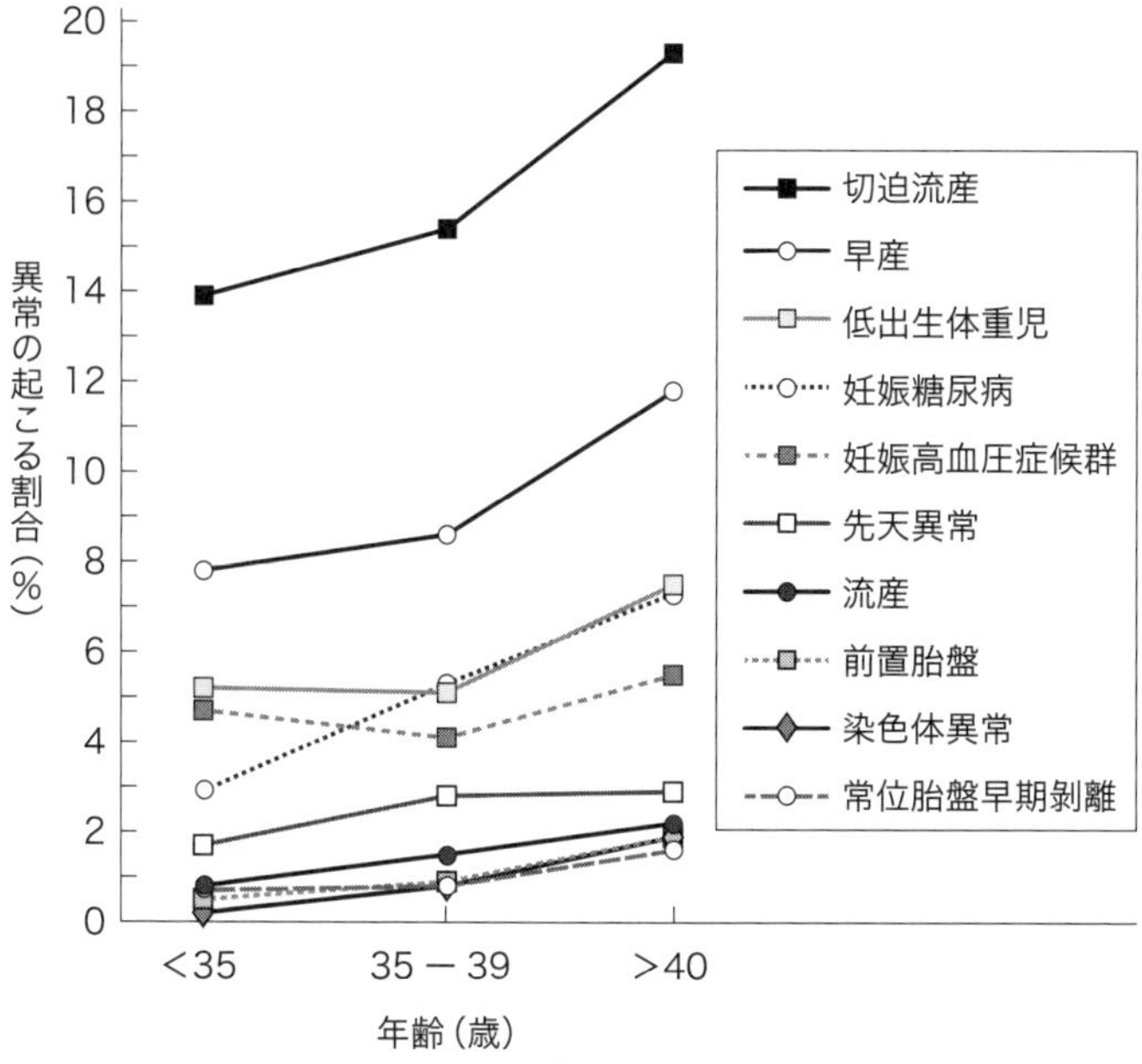

Cleary-Goldman, J. et al : Impact of Maternal Age on Obstetric Outcome : Obstetrics & Gynecology 105(5, Part 1):983-990, May 2005. より作成

こる割合を年齢別にみたものです。流産や胎児の染色体異常が、高齢になるほど多いことがわかります。

ただし、図からもわかるように、異常の多くは、それほど高い確率で起こるわけではありません。**35歳以上であっても、妊娠がうまく成立すれば、多くの人は若い人と同じように出産もスムーズに運ぶことができるのです。**

しかし、あくまでも統計上のことにはなりますが、先ほどもお話をしたように、加齢によって、子宮筋腫や子宮内膜症、子宮腺筋症、子宮頸がんといった婦人科系の病気になってしまうことが多くなります。また、高血圧になったり、その他に糖尿病、肥満症などの内科疾患にかかってしまったりすることもあります。すると、妊娠しても、出産まで正常に経過する確率は下がってしまいます。

具体的にお話をしますと、切迫流産・早産になってしまったり、筋肉や結合組織の弾力性の低下で出産時に産道がスムーズに開かない、分娩を促すために必要な強さの陣痛がこず分娩が進行しない、また胎児の回旋が悪く、分娩が止まってしまうといったことが起こったりするのです。

なお、最近のデータでは、妊娠中の合併症や出産時のトラブルが起こる率、赤ちゃんに異常がみられる率などから、明らかにリスクが高くなるのは40歳を超えてからということがわかっています。そのため、今のところ多くの研究者が、35〜39歳と、40歳以上に分けてリスクを検討しています。

ここからは、女性の体が加齢によってどのように変わるのかをみていきましょう。

加齢によって変わる卵巣と子宮

①卵子の老化

加齢によって、卵母細胞の数が減少し、卵子の質が低下することはお話をしてきました。閉経の数年前には、妊孕力（妊娠する力）は実質的にゼロになります。つまり、**40歳代後半になると、いくら月経があっても、妊娠することはほとんどない**ということです。

もちろん、閉経の時期には個人差があり、56歳ぐらいまで月経があるという人もいますので、40歳代後半でも妊娠することがないとは言えませんが、かなり少ないのが現実なのです。

また、卵巣の中で卵母細胞が卵子になる過程で起こる減数分裂が、高齢になるとうまくいかなくなり、本来は一対（2本）であるはずの染色体が1本多くなったり、少

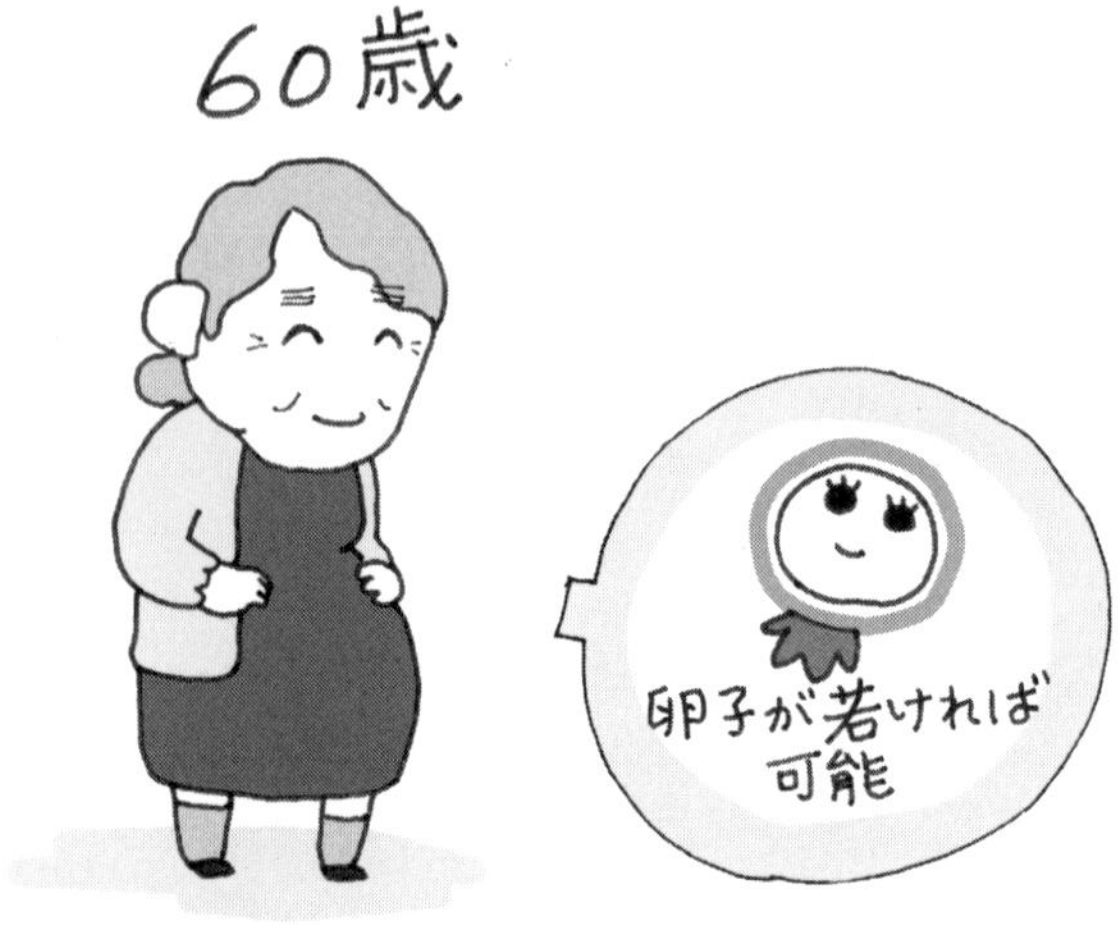

なくなったりする異常が起きやすくなります（31ページ図1−5）。染色体異常を持つ受精卵は多くの場合、流産となりますが、21トリソミー（ダウン症）、13トリソミー、18トリソミーなどの赤ちゃんが生まれることもあります（34ページ・コラム）。

さらに、加齢によって卵子内の細胞質が老化したり、細胞のエネルギーを供給するミトコンドリアの異常が起こったりすることも、卵子の老化に結びついています。

今、卵子の老化に対抗するために、凍結保存などが試されていますが、成功率が高くないことや費用の問題などがあり、まだ一般的な方法ではありません。

②子宮の変化

子宮は思春期以降、女性ホルモンによって発育し、女性ホルモンが分泌されなくなる更年期以降になると小さくなってしまいます（59ページ**図2-8**）。つまり、**女性ホルモンが十分に分泌されているときには、胎児を育む保育器としての準備がしっかり整っているわけです。**

しかし、明らかに閉経直前、または閉経しているだろうと思われる年齢の女性が、体外受精で妊娠・出産したというニュースを見ることがありますよね。そのケースは、外から女性ホルモンを補充することによって妊娠が可能になったわけです。ただし、加齢に伴って起こりやすい子宮の病気を抱えてしまうと流産や早産を起こすことがありますし、そうでなくとも、お母さんの体には少なからず負担がかかります。

婦人科系の病気が妊娠・出産に与える影響

年齢が進むごとにかかる人が多くなる子宮筋腫や子宮内膜症、子宮腺筋症、子宮頸がんは、治療前や治療中はもちろん、治療後であっても、妊娠や出産にさまざまな影

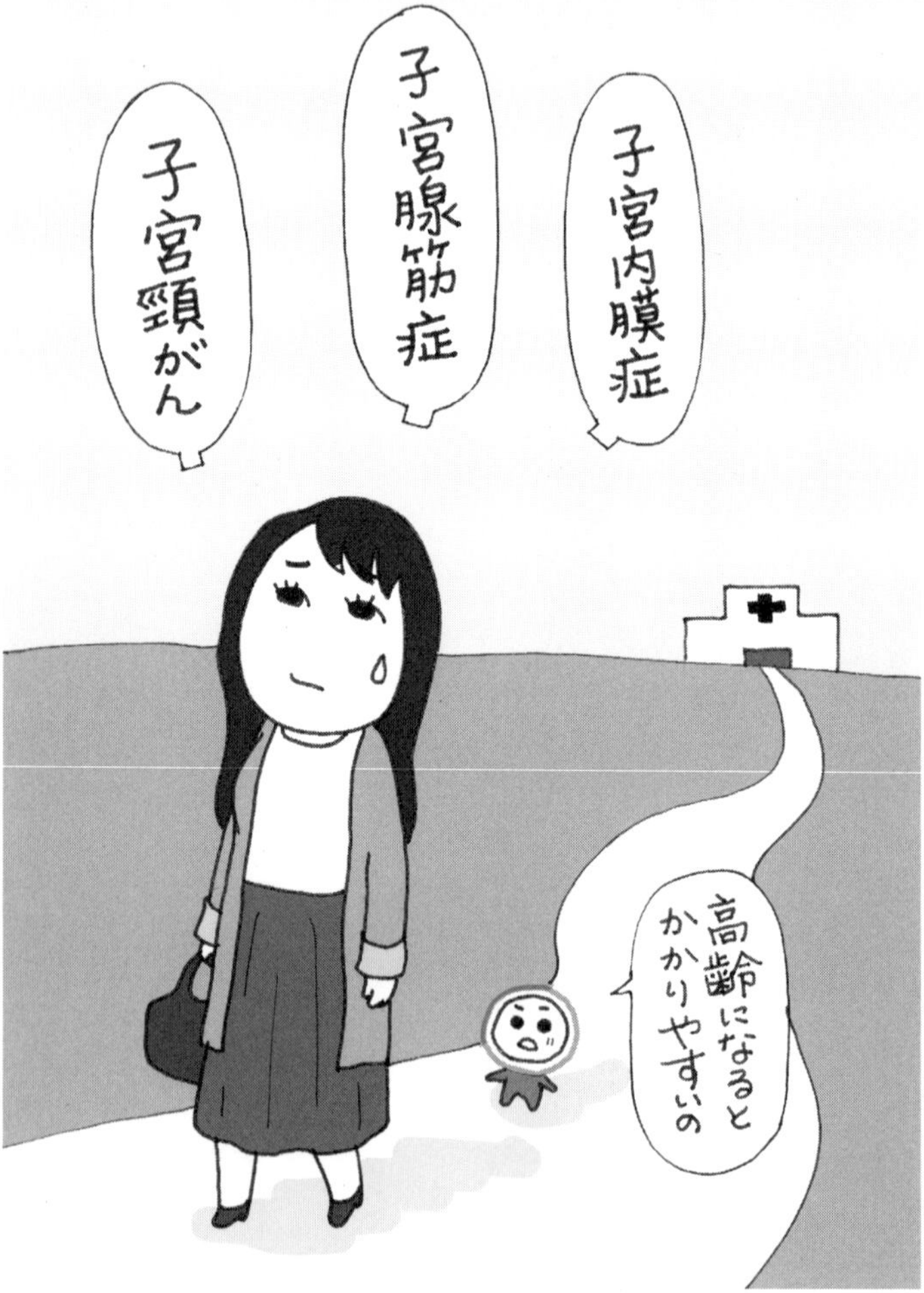
子宮内膜症
子宮腺筋症
子宮頸がん
高齢になるとかかりやすいの

図4–3 ● 子宮筋腫

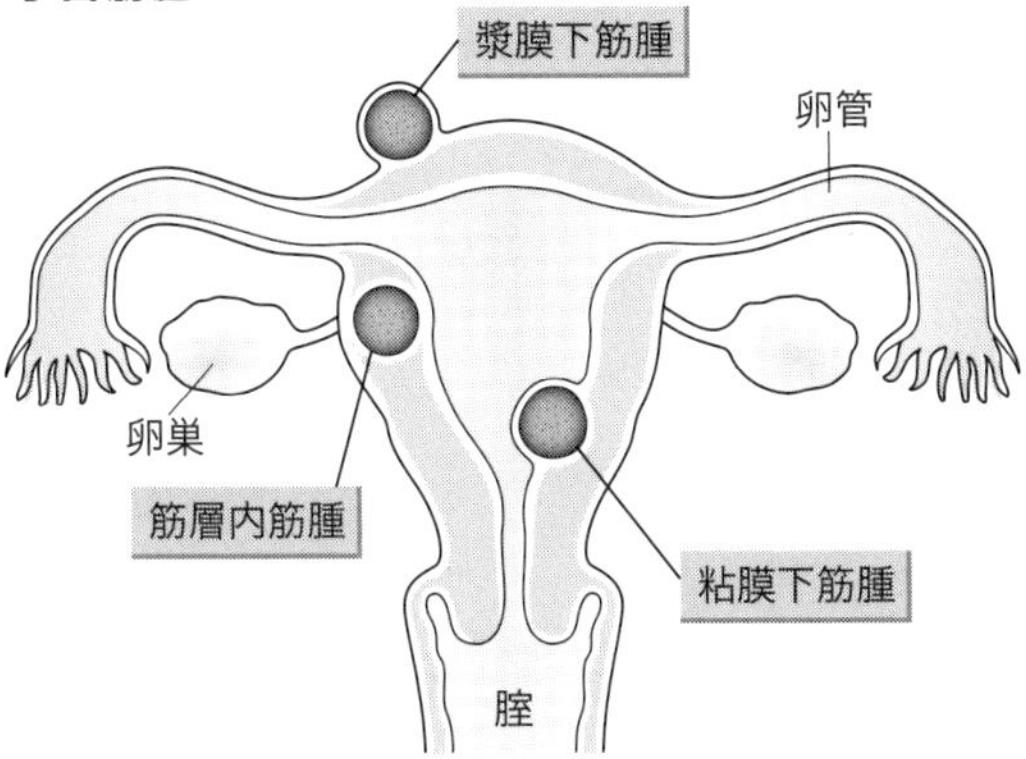

子宮筋層の壁の中にできる筋層内筋腫、子宮内膜のほうにせり出している粘膜下筋腫、子宮の外に向かってできる漿膜下筋腫などがある

響を及ぼすことがあります。

①子宮筋腫

子宮筋腫はよくある婦人科の病気で、子宮のいろいろな場所にできる良性の腫瘍（しこり）です（**図4–3**）。小さいものを含めると、30歳以上の女性では20〜30％、40歳以上では40％にあると言われています。というわけで、**高齢妊娠ともっとも合併しやすい婦人科の疾患です。**

子宮筋腫の原因ははっきりしていません。子宮を構成する筋細胞と少し違う性質の細胞が女性ホルモンの影響を受けて徐々に大きくなり、ボール状のしこりを作ります。大きい筋腫の塊がひとつだけのこともありますが、小さい塊がいくつもばらまかれたようになっていることもあります。症状は、しこりができる場所によって違います。

子宮筋腫を持っている女性は多いのですが、妊娠したときに必ず問題が起こるというわけではなく、トラブルを抱えるのは一部の妊婦さんです。問題が起こりやすいのは、多発筋腫、粘膜下筋腫、筋腫が大きい、筋腫の上に胎盤が着いている、といった場合です。

妊娠中は女性ホルモンが多量に分泌されるので、22〜32％の人は妊娠期前半には筋腫が1割程大きくなり、5㎝以上の大きな筋腫になると、痛みが出てくることがあります。また、粘膜下筋腫や多発筋腫がある場合は、流産率が少し高くなります。

大きい筋腫の場合、胎児の位置異常（骨盤位や横位など）が起きたり、発育が悪かったりすることがあります。また、出産後に子宮の収縮が悪く、産後の出血が多くなることもあります。前置胎盤（１４２ページ・コラム）、常位胎盤早期剝離（１４４ページ・コラム）などのリスクも少し高くなります。

さらに、筋腫が子宮頸部にある場合は、胎児が下がってくることができず、帝王切開になることがあります。

一般的に、筋腫を持っている人が帝王切開になる率は、筋腫がない人より3倍以上高いと言われています。なお、帝王切開をすると子宮の切開部が薄くなりますので、帝王切開を何度も繰り返すことはできず、一般的には3回までです。

妊娠中に子宮筋腫が見つかった場合は、とくに症状がなければ様子をみます。子宮の収縮や出血など、切迫流産・早産の症状が出れば、安静にして内服や点滴による治療をおこない、妊娠中に手術をすることはほとんどありません。しかし、筋腫の部位にかなり強い痛みが出るなどの場合に、手術をすることもあります。

まだ妊娠していないときに筋腫が見つかった場合も、ほとんどのケースでは手術をすることはなく、そのまま経過をみます。しかし、かなり大きな筋腫があるときや粘膜下筋腫などがある場合は、筋腫核を取る手術をします。妊娠前に筋腫核を取る手術を受けた人は、子宮壁が一部薄くなりますので、子宮破裂の危険性を考慮して帝王切開を選択する場合がほとんどです。

②子宮内膜症

近年、子どもを産まない女性や、一人しか出産しない女性が増えました。そうした女性たちは卵巣を休ませる時期がないか短いため、多く出産している女性よりも月経の回数が増えます。月経の回数が多いほど子宮内膜が剥がれる回数が多いことにな

図4−4 ● 子宮内膜症と子宮腺筋症

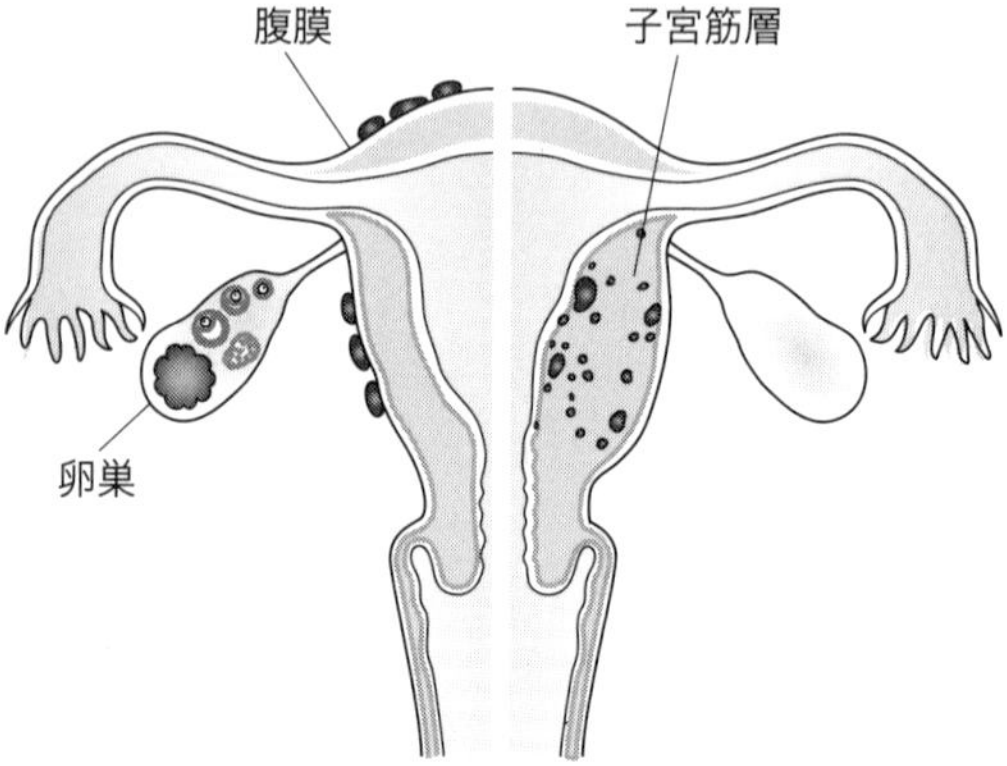

り、子宮内膜症にかかりやすい要因になっていると考えられています。生殖年齢にある女性のうち、10人にひとりはかかっていると言われています。

子宮内膜症は子宮内膜に似た組織が子宮内面以外の場所で増殖する病気です。よく見られる場所は、卵巣や、お腹の臓器を覆っている腹膜です。卵巣に子宮内膜症ができた場合は、「チョコレート嚢胞」といいます（図4−4）。

子宮内膜症のある部分は、子宮内腔の子宮内膜と同じようにホルモンの影響を受け、反応し、そこで月経を起こします。しかし、血液の成分は体の外に出ていくわけではなく、その場所に溜まっていきます。ひどくなると、骨盤内の臓器の癒着を引き起こします。

子宮内膜症になると妊娠しにくいというのは一般的に言われていることで、癒着が進行すれば、卵管が通過性を失って卵管性不妊の原因になりますし、癒着があまりひどくなくても妊娠しにくい状況を作ると考えられています。とはいえ、**子宮内膜症だからといって必ず不妊症になるわけではなく、妊娠しにくくなるのは50%ぐらいの人です**（逆に50%の人は大丈夫だということです）。

また、子宮内膜症はとても痛い病気です。月経痛はもちろんのこと、月経時以外の痛み（腹痛、腰痛）、排便痛、性交痛などがあります。最初は月経時の痛み、それから月経前から月経まで続く痛みが加わり、その次には排卵時から月経までの痛みと、痛みの時間はだんだん長くなります。薬も効きにくくなります。

子宮内膜症のおもな治療は、内膜症の部分を小さくするホルモン剤などの内服です。しかし、この場合は排卵を抑えてしまいますので、治療中は妊娠できません。妊娠希望の人の場合は、鎮痛剤や漢方薬の内服で、痛みの症状を和らげます。

また、妊娠希望で、チョコレート嚢胞がある程度大きい場合は、腹腔鏡手術で摘出することもあります。手術後、1年半ぐらいは妊娠しやすい状態が続きますが、再発したり、再度進行することも多いので、早めの妊娠がお勧めです。

③子宮腺筋症

子宮内膜が子宮筋層のなかで増殖するのが子宮腺筋症（138ページ**図4-4**）です。進行すると、子宮はどんどん大きくなります。おもな症状は月経血の増加と月経痛で、30歳代後半から増加し、40歳代にピークとなります。妊娠をしても子宮筋層の伸びが悪いので、子宮に痛みが出たり、流産・早産も起こしやすく、胎児の発育が悪い傾向があります。

④子宮頸がん

子宮は子宮体部と子宮頸部に分かれており、子宮頸がんは子宮頸部にできるがんです。子宮頸がんは、年間約1万9000人の人がかかり、2900人が亡くなっています（2014年・がん情報サービスより）。

また、**子宮頸がんのピークは30〜40歳代と昔より若くなっており、出産を考えているその時期に子宮頸がんにかかっている人が多いのは非常に問題です。**

前がん状態（子宮頸部異形成）の一部や初期の子宮頸がん（上皮内がん）の場合は、頸部を円錐状に切除する治療（円錐切除術）を受けます。すると妊娠中に子宮頸

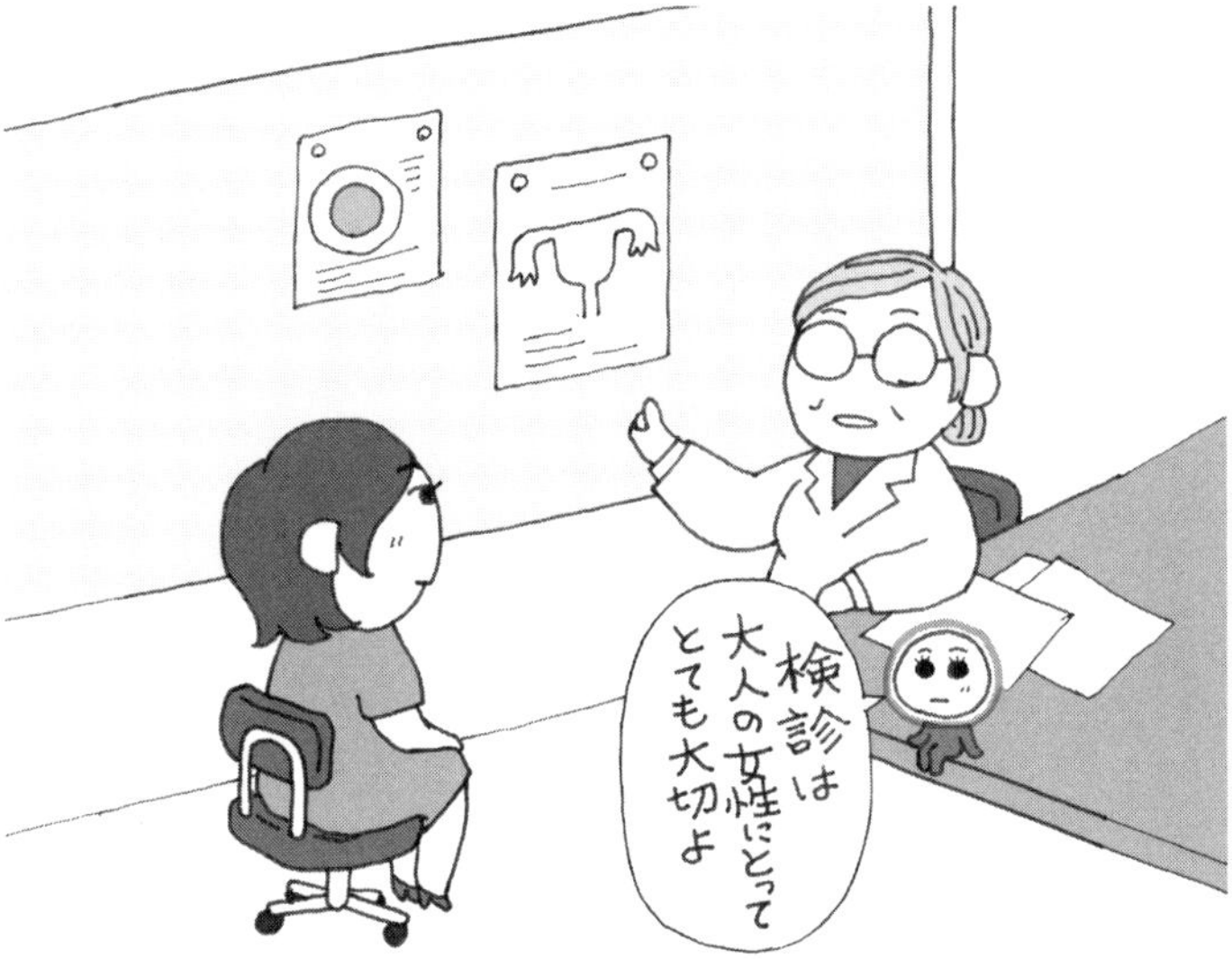

管がゆるんで、あまり陣痛もなく産道が開いてきて早産となってしまうことがあります。そのため、円錐切除術を受けた人には妊娠4ヵ月ぐらいの時期に子宮頸管をしばる手術（子宮頸管縫縮術）をおこないます。

高齢になると、子宮頸がんにかかる可能性は高くなります。進行してしまうと子宮を摘出しなければならなくなりますので、いずれ元気な赤ちゃんがほしいと思っている女性は定期的に子宮頸がん検診を受けることが望ましいでしょう。

子宮頸がんは、数年から10年ぐらいの間、前がん状態か、もう少し進んだ上皮内がんの状態が継続しますので、定期的に検診を受けていれば、進行する前に異常を見つけることができます。

COLUMN

前置胎盤

胎盤は、胎児へ酸素や栄養を供給する大切な役割を持つ臓器で、受精卵が着床した場所で形成されます。一般的には子宮内腔の前後左右の壁のどこかで発育するのですが、子宮口のすぐ内側付近に胎盤が形成される場合を前置胎盤といいます（**図4-5**）。前置胎盤では胎盤が子宮口にかかっていて、膣から分娩することは無理なので、帝王切開となります。

前置胎盤の診断は、遅くとも妊娠31週までにおこないます。ただし、妊娠中期の診断は確定的なものではありません。前置胎盤のように見えても、週数が進むと子宮の下部が伸びるため、前置胎盤でなくなることも多いからです。

胎盤は血管の塊です。妊娠後期になってお腹が張り、子宮口がゆるむと、血管を切ったような真っ赤な血が出てきます。するとご本人も真っ青になりますが、医師の私たちも血の気が引きます。妊婦健診をきちんと受けていれば、超音波検査でわかりますので、必要があれば事前に入院し、安静にしてもらいます。

図4−5 ● 前置胎盤

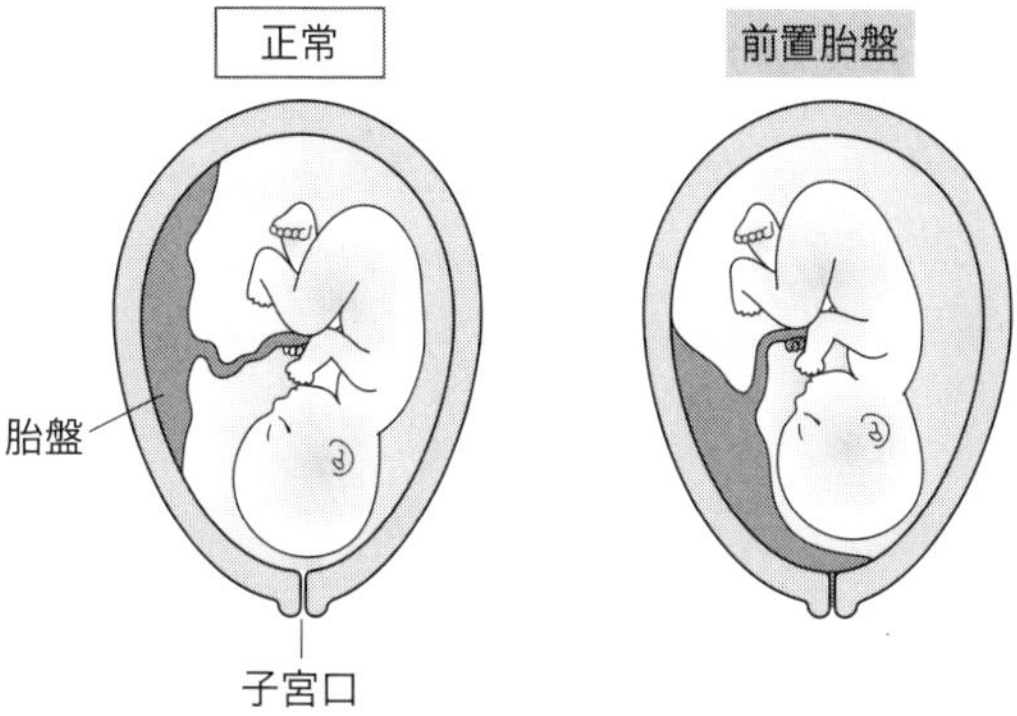

図4−6 ● 加齢と前置胎盤

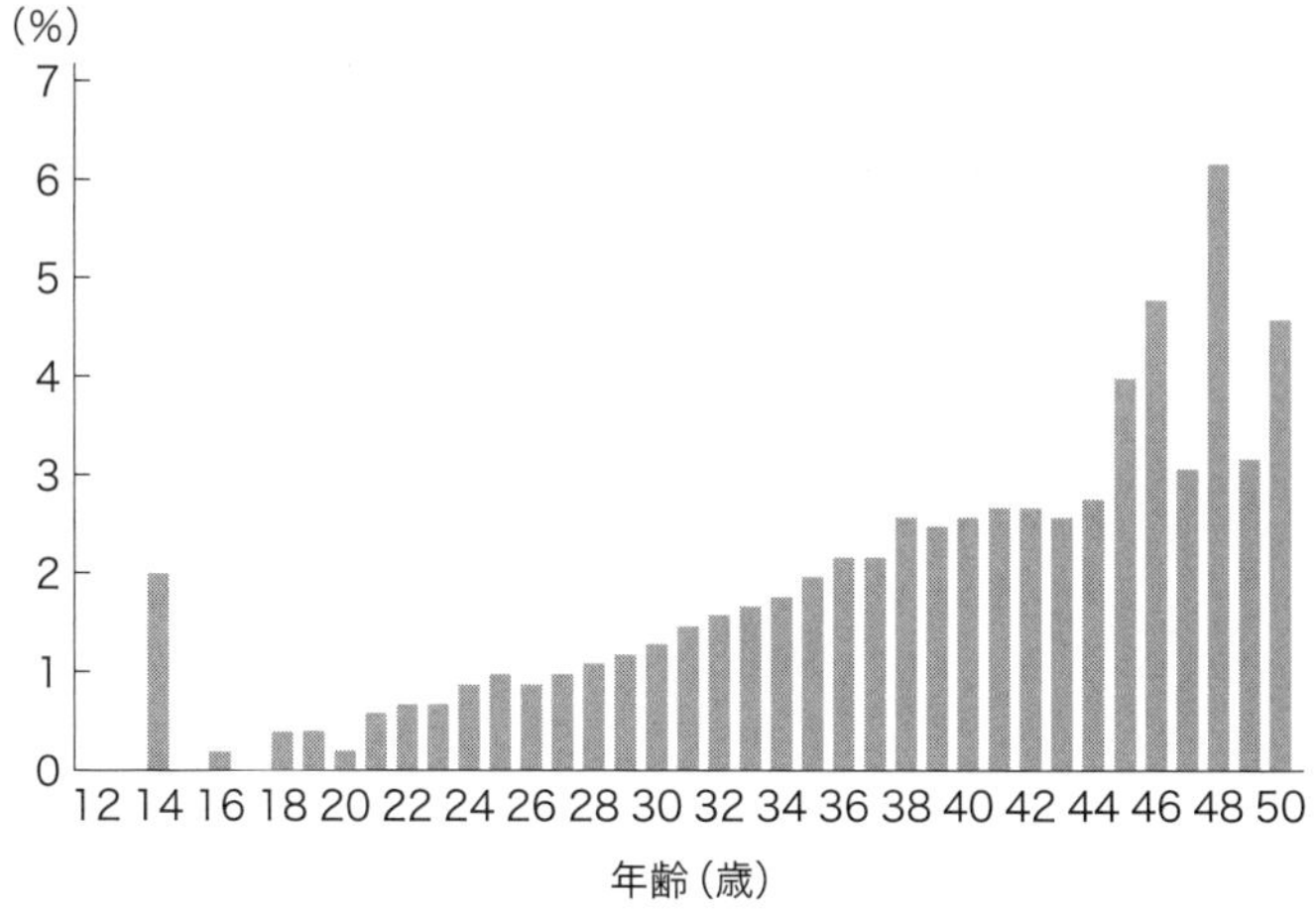

データ提供：徳島大学大学院 苛原稔教授

なお、加齢により前置胎盤の率が高くなることがわかっています（143ページ**図4－6**）。

COLUMN

常位胎盤早期剥離

正常な位置にある胎盤の一部が、妊娠期間中もしくは出産の途中で、母体側（子宮壁）から剝がれてしまい、血腫（血の塊）を作ってしまう病気です（**図4－7**）。一般に、常位胎盤早期剥離（早剝）の頻度は1％ぐらいですが、年齢が上昇するほど高くなり、40歳以上の妊婦さんは35歳以下の妊婦さんより2・3倍

図4－7 ● 常位胎盤早期剥離

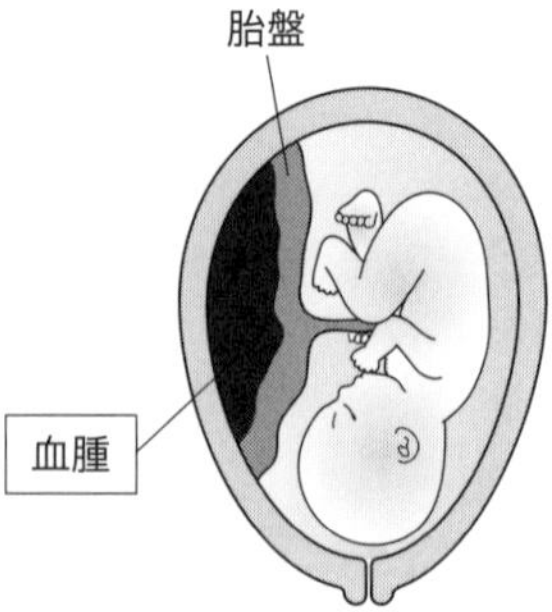

多いと言われています。

早剝になると、早めに帝王切開などの処置をとらなければ胎児が死んでしまいます。また手当てが遅れると、子宮からの出血が止まらず、止血機構が異常を起こして出血多量となり、母体の命も危険になることがあります。

早剝の危険因子としては、加齢以外に、妊娠高血圧症候群、早産、前期破水、絨毛膜羊膜炎《じゅうもうまくようまくえん》、外傷、子宮筋腫、血液凝固因子異常、喫煙などが知られています。

症状としては出血することが多く、お腹がずっと張っている感じがあります。病気が進行していけば、お腹は板のように硬く、痛くなります。なるべく早い治療が必要となりますので、少しでも異常を感じれば、我慢せずに病院を受診することが必要です。

妊娠の2大合併症

妊娠は女性の体に大きな負担をかけます。なにしろ、自分の体の代謝・排泄などに加え、胎児に栄養を補給したり、胎児からの老廃物を体外へ排泄したりもしなければなりません。当然、母体のホルモン系、代謝、血液、免疫、循環器系などさまざまな働きに影響を与え、母体の負担は大きくなります。

そういった負担に加え、年齢が高くなると、婦人科以外の病気にかかることも増えてきます。とくに、妊娠・出産に影響があるのは高血圧と糖尿病です。

①妊娠高血圧症候群

妊娠すると、全身の血液量が約1・5倍に増えるので、多量の血液を心臓が押し出さなくてはいけなくなりますが、加齢などによって心臓が血液を押し出す力が弱まったり、血管が硬くなったりすると、血圧が高くなってしまうのです。これが、妊娠高血圧症候群です。重症化すると腎機能が悪くなり、尿蛋白がたくさん出てきます。もともと高血圧がある人は、薬でコントロールしていても、重症化しやすいと言われています。

正確には、妊娠20週以降、産後12週までに高血圧を発症した場合、妊娠高血圧症候群といいます。高血圧の発症とは、収縮期血圧が140㎜Hg以上（重症では160㎜Hg以上）、あるいは拡張期血圧が90㎜Hg以上（重症では110㎜Hg以上）に

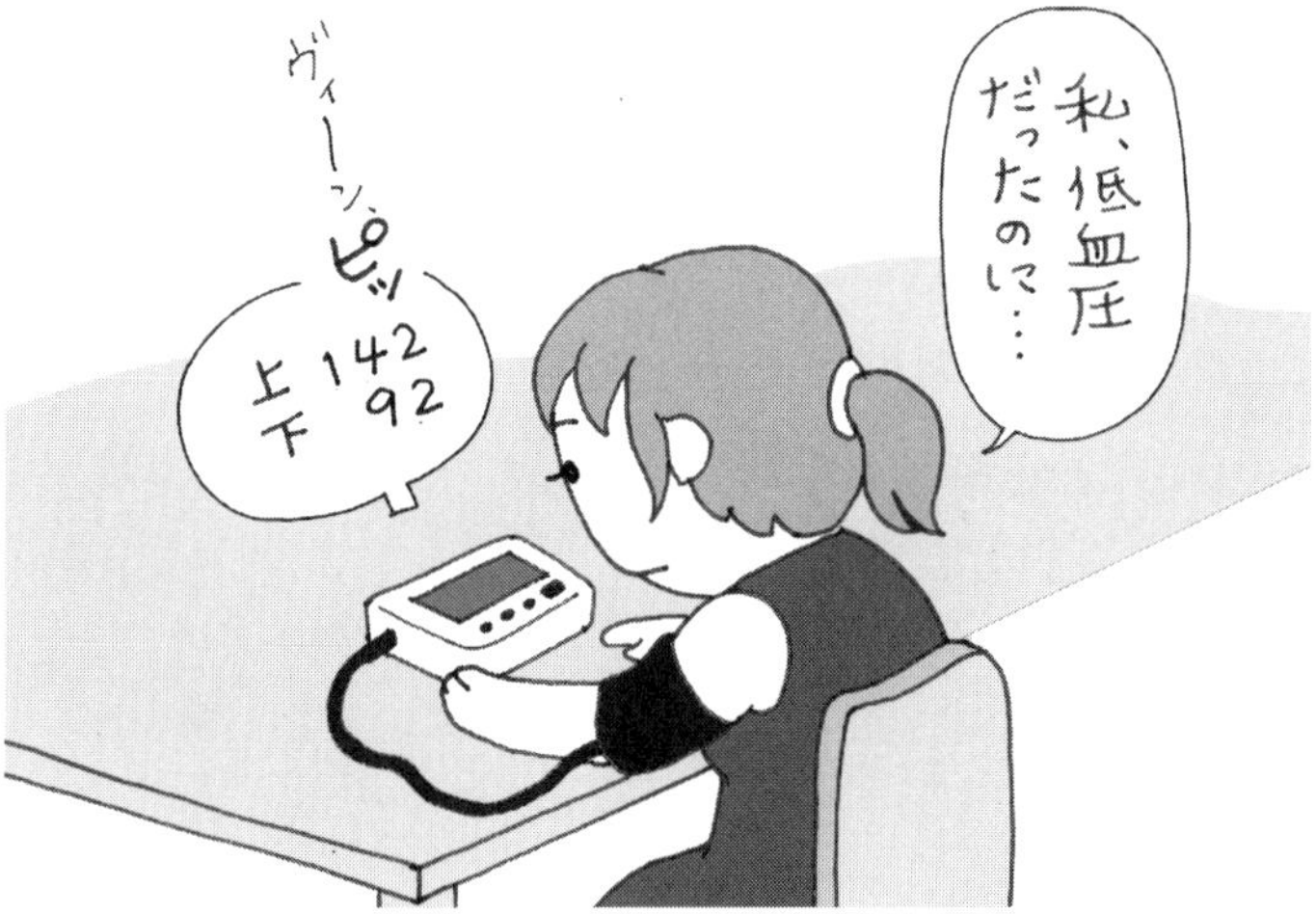
ヴィーン、ピッ
上 142
下 92
私、低血圧だったのに…

なった場合をいいます。

もし、妊娠中に高血圧の状態が続くと、どうなるのでしょう。胎児に十分な栄養が行かないため、胎児の発育が悪くなって低体重児が生まれたり、ひどい場合には子宮内で胎児が死んでしまったりすることもあります。

ちなみに、妊娠高血圧症候群になりやすい妊婦さんは、40歳以上で、高血圧の家系である、腎臓病がある（あった）、糖尿病がある、肥満の人などです。また、卵子提供による体外受精の場合、自分の卵子による体外受精より2・6倍、妊娠高血圧症候群になりやすいということです。

②妊娠糖尿病

もう一つ、高齢妊娠で増えるのは妊娠糖尿病です。普通、食事をすると、栄養分は消化・吸収によって血中をブドウ糖となって流れます（血糖）。そして、ブドウ糖は膵臓《すいぞう》から分泌されたインスリンというホルモンによって全身の細胞に取り込まれてエネルギー源となり、余ったブドウ糖は肝臓や筋肉、脂肪組織に蓄えられます。

ところが、妊娠中は胎盤からインスリンの働きを抑えるホルモンが分泌されたり、胎盤でインスリンを壊す酵素が作られたりするため、インスリンが働きにくい状態（インスリン抵抗性）となって、血糖値が上昇しやすくなります。しかし、これは胎盤を通して多量の栄養分（糖）を胎児に送るために必要な生理的な反応なのです。

糖代謝が正常な妊婦さんの場合は、膵臓からインスリンをさらに多く分泌して血糖値を上げないように調節できるのですが、もともとインスリン分泌が少ないか、インスリン抵抗性が強い糖代謝異常の妊婦さんの場合は、血糖値が上昇しすぎてしまいます。これを妊娠糖尿病といいます。妊娠糖尿病は12%ぐらいの人にあると言われています。

妊娠糖尿病で糖のコントロールがうまくできていないと、いろいろな障害が起こります。流産・早産、妊娠高血圧症候群、羊水過多症のほか、胎児の奇形の頻度が高く

図4-8 ● 妊娠糖尿病と合併症

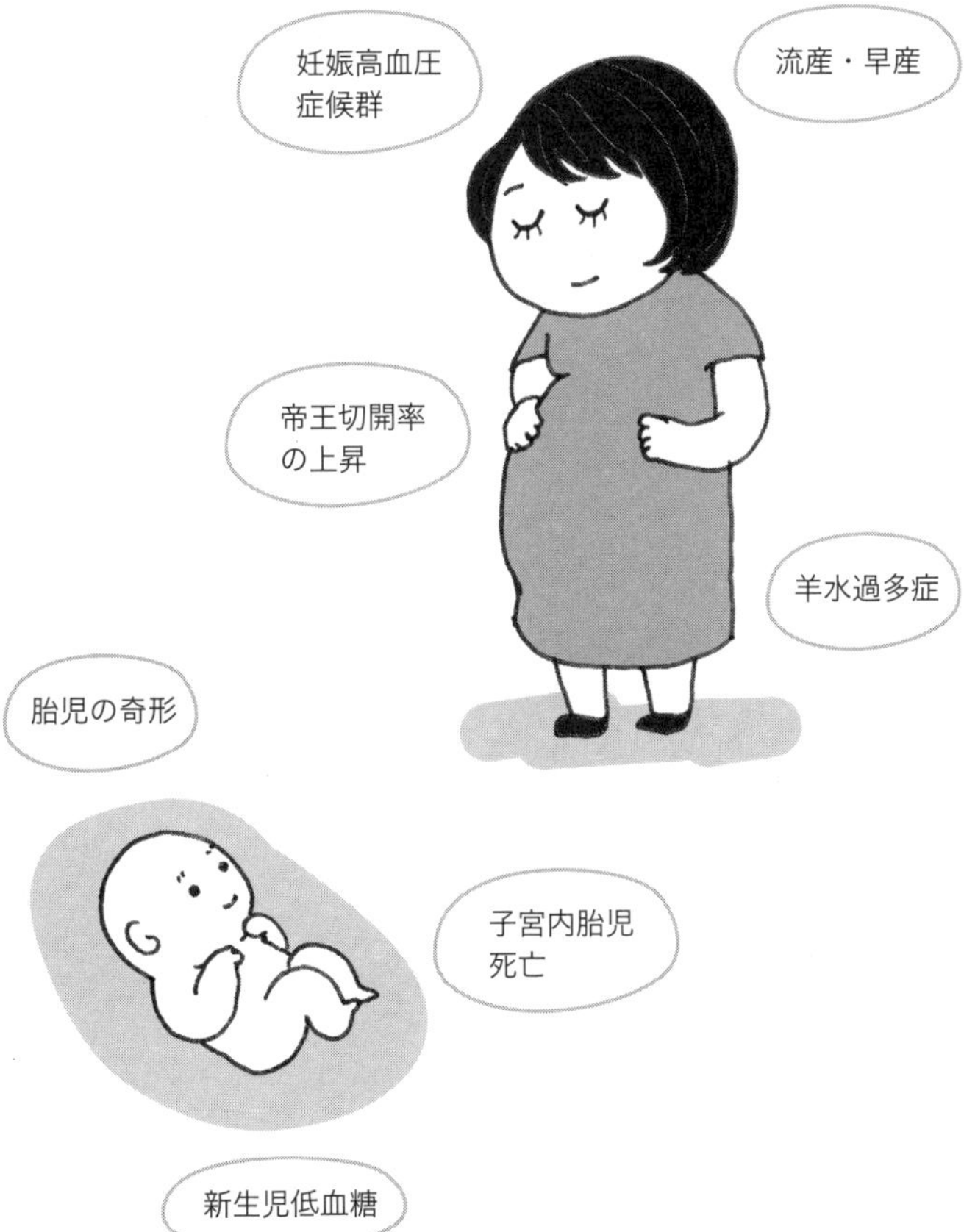
妊娠高血圧
症候群
流産・早産
帝王切開率
の上昇
羊水過多症
胎児の奇形
子宮内胎児
死亡
新生児低血糖

なったり、胎児が大きくなりすぎて帝王切開になったり、お腹の中で胎児が死亡してしまったり、出産後に新生児が低血糖を起こしたりします（149ページ**図4－8**）。

出生前診断とは？

出生前診断は、生まれる前に胎児の異常を調べる検査をおこなって診断を下すことで、遺伝子異常や染色体異常、形態の異常まで、すべてではありませんが、かなりの異常について知ることができます。1929年、胎児の膝の脱臼をレントゲン撮影で見たのが初めてと言われていますが、現在は、外来で一般的におこなわれている超音波検査から新型出生前検査まで、さまざまな検査があります（**表4－1**）。

出生前診断のメリットは、生まれる前に病気がわかっていれば、妊娠中から治療をしたり、産後すぐに対処できたりすることです。しかし、問題がまったくないわけではありません。たとえば、軽い気持ちで出生前診断を受け、異常がわかったとき、すぐに人工妊娠中絶を選択する夫婦もいます。

しかし、障害児を抱えての生活に対する不安があるのはもちろん、高齢妊娠の場合、いつまで子どものめんどうをみられるかといった、将来に対する不安も大きく、

表4-1 ● おもな出生前診断

	超音波検査	絨毛検査	羊水検査	母体血清マーカー検査	新型出生前検査
検査の時期	妊娠期間中いつでもできる。NTの測定は妊娠11～14週	妊娠9～11週	妊娠15週以降	妊娠15～18週	妊娠10週以降
何がわかる？	形態の異常、染色体異常の確率（NTの測定）	染色体や遺伝子の異常	染色体や遺伝子の異常	21トリソミー、18トリソミー、神経管閉鎖不全	21トリソミー、13トリソミー、18トリソミー
精度	64～70%（検査する医師の技術にもよる）	偽陽性：1～2% 偽陰性：2%	偽陽性：0.1～0.6% 偽陰性：0.6%	異常がある確率がわかるのみ。確定診断には羊水検査が必要	陰性的中率：99.9% 陽性的中率：79.9%（35歳）～97%（45歳）
受けられる人は？	一般妊婦すべて。NTの測定は希望者	・夫婦のどちらかに染色体異常がある ・染色体異常児を妊娠したことがある ・高齢妊娠、超音波検査で異常がみられた	・夫婦のどちらかに染色体異常がある ・染色体異常児を妊娠したことがある ・高齢妊娠 ・超音波検査で異常がみられた	特には決まっていないが、高齢妊娠などが対象となっている	・夫婦のどちらかに染色体異常がある ・染色体異常児を妊娠したことがある ・高齢妊娠 ・超音波検査で異常がみられた
副作用は？	なし	出血、感染症、流産（0.5～1%）	流産（0.2～0.5%）	なし	なし
費用	無料（妊婦健診に含まれる場合）～5600円	10万～15万円	10万～15万円	1万～2万円	20万円～

※偽陽性：陽性と診断されたが実際は陰性の場合　偽陰性：陰性と診断されたが実際は陽性の場合
陰性的中率：陰性であるという診断が正しい確率　陽性的中率：陽性であるという診断が正しい確率

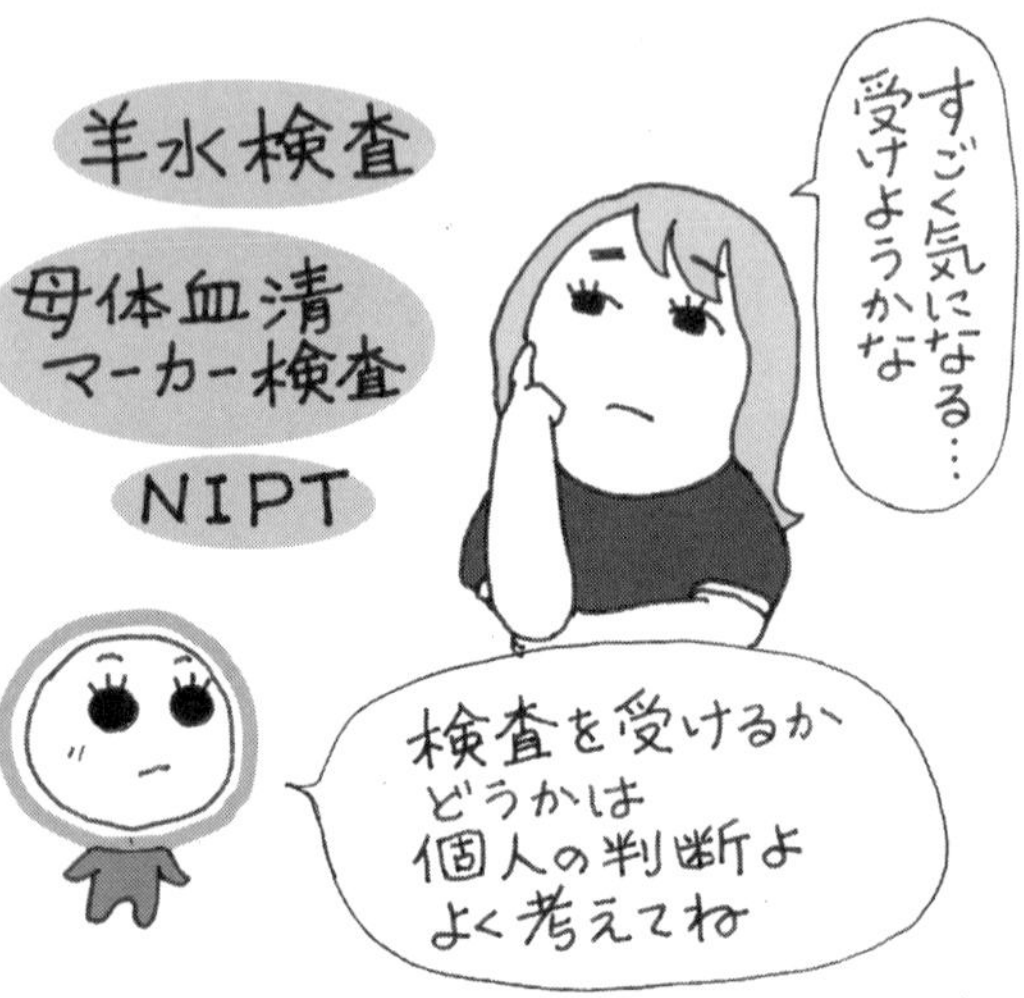
すごく気になる…
受けようかな
羊水検査
母体血清
マーカー検査
NIPT
検査を受けるか
どうかは
個人の判断よ
よく考えてね

当事者ができれば元気な子をと望むのは充分理解できることです。

出生前診断を受ける前には、どういう結果になってもきちんと受け止めるという気持ちで臨んでもらうために、臨床遺伝専門医などの資格を持つ医師の遺伝カウンセリングを受けることが義務づけられています。

検査によって、受けられる時期、異常がわかる確率、かかる費用などは異なります。高齢妊娠の場合は検査の選択肢が多くなりますが、高齢妊娠にあたるすべての妊婦さんが出生前診断を受けているわけではありません。「気にはなるけれど検査は受けない」という選択をする人もたくさんいます。検査を受けるかどう

図4-9 ● NT（首の後ろの厚み）

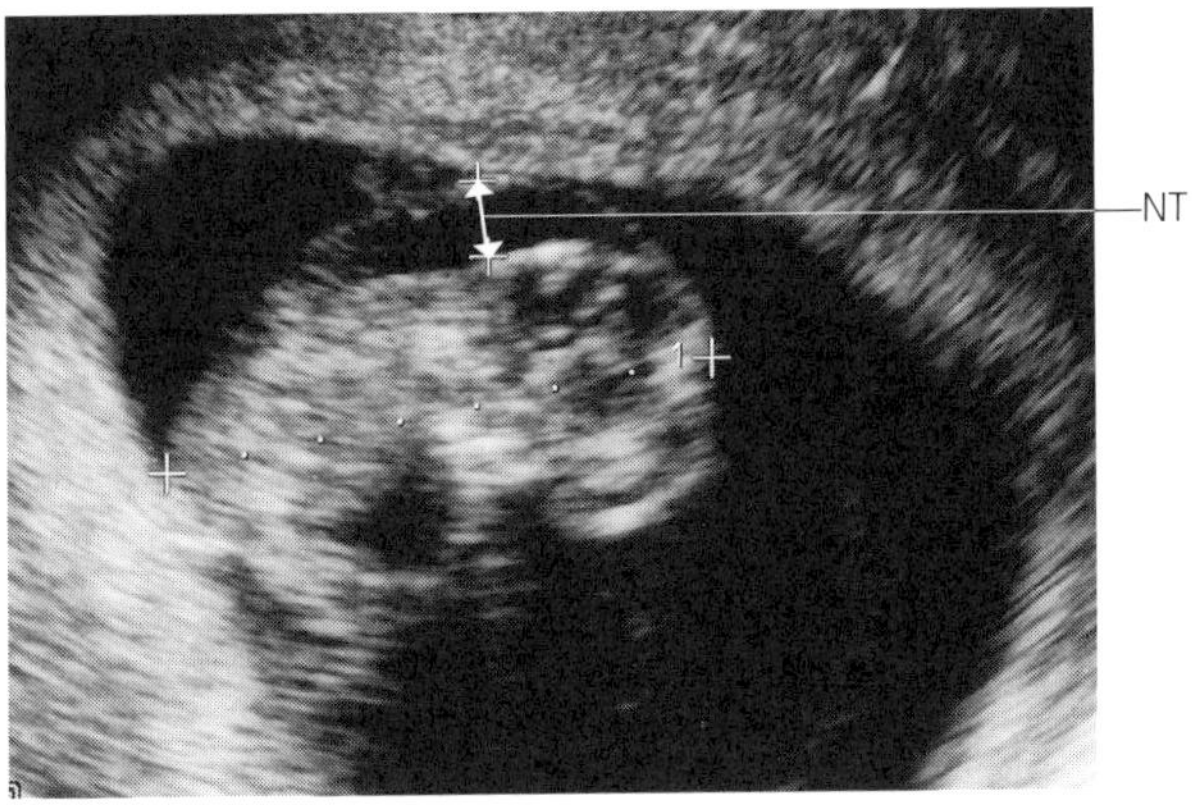

矢印で示した黒く見える部分がNT

かは、個人の判断なのです。

ここでは代表的な検査について説明します。

①超音波検査

一般的な妊婦健診でもおこなわれる検査です。膣にプローブを挿入するか、お腹の上からプローブを当てて、胎児の形態をみます。熟練した医師が検査をすると、脳、心臓、内臓の奇形などがかなり高い確率でわかります。

また、胎児の首の後ろ（うなじの部分）に厚くなっている部分がみられることがあります（**図4-9**）。これをNT（Nuchal Translucency）と呼び、一般に、NTが厚いほど染色体異常などの可能性が高いと言われています。ただし、NTは感染症や循環状態が悪いなどのときにも厚くなること、消えていく場合もあることを知っておく必要があります。希望する妊婦さんが、妊娠11〜14週に測ります。

超音波検査の精度は、検査をする医師の技術にもよりますし、細かな臓器の異常は、胎児が少し大きくなってからでないとはっきりしないこともあります。精度の高い出生前診断の前におこなうスクリーニング検査と考えるのがよいかもしれません。

②絨毛検査

胎児には胎盤から栄養や酸素が送られています。胎盤の一部である絨毛組織を、妊娠9〜11週に採取して検査するのが絨毛検査です。絨毛組織の細胞も胎児の細胞も、ひとつの受精卵が細胞分裂をしてできたものなので、絨毛組織を調べれば、生まれてくる赤ちゃんの染色体異常や遺伝子疾患の有無を見つけることができます。

③羊水検査

胎児は羊水の中を自由に動き回っています。妊娠15週以降にお腹の上から針を刺して羊水を20mLほど採取し、その中にある胎児の細胞を培養して検査します。染色体異常や遺伝子疾患の有無を見つけることができます。

④母体血清マーカー検査

妊娠15〜18週の時期にお母さんから血液を採取し、血中のいくつかの成分（マーカー物質）を測定し、生まれてくる赤ちゃんがダウン症（21トリソミー）や18トリソミー、神経管閉鎖不全などである確率を算出します。3つの成分を測定するのは「トリプルマーカー検査」、4つの成分を測定するのは「クワトロ検査」と言います。ダウン症の場合は、物質の測定結果に年齢を組み合わせておこないます。

この検査でわかるのは、あくまで病気である「確率」ですから、診断を確定するには羊水検査（染色体異常の場合）や超音波検査（神経管閉鎖不全の場合）が必要になります。なお、年齢が高ければ確率は高くなる傾向にあります。

また、超音波検査のNT測定（153ページ**図4−9**）と組み合わせてダウン症の診断の精度を高める試みもおこなわれていますが、それも確定診断ではありません。

⑤新型出生前検査

「母体血を用いた新しい出生前遺伝子学的検査」や「母体血胎児染色体検査」、「無侵襲的出生前遺伝学的検査（ＮＩＰＴ）」と呼ばれている検査です。

遺伝カウンセリングを受けた後、妊娠10週以降にお母さんから血液を採取して、血液中に含まれる胎児由来のＤＮＡを調べ、ダウン症や13トリソミー、18トリソミーを診断します。

検査で陽性という診断が出た場合に、それが正確である確率（陽性的中率）は30歳では67・8％ですが、45歳では97％となっており、的中率は年齢が若い人ほど低く、高齢になるほど高くなります。一方、陰性と結果が出た場合、どの年代でもほとんど１００％に近い確率で異常がありません。

遺伝カウンセリングでは、妊婦の年齢、分娩歴などから、一般的にどういう異常が起こりうるか、わかる病気の内容などを含めてしっかりと説明されます。内容を十分に理解したうえで、検査を受けてもらう必要があるからです。

ＮＩＰＴをおこなっている施設は限られており（巻末資料参照）、また受けられる妊婦さんには条件があります。希望する場合は、まず健診を受けている医師に聞いてみましょう。

COLUMN

着床前診断

出生前診断では胎児の異常を調べることができますが、その前の段階、受精卵(胚)に異常があるかどうかを調べるのが、「着床前診断」です。

体外受精の場合のみにおこなえる検査で、受精卵の分割の過程で4~8細胞に分裂したうちのひとつの細胞を取って、重篤な遺伝性の病気があるかどうかを診断します。妊娠が成立した後に病気がわかった場合、人工妊娠中絶に結びつくケースが多いことから、それを避けるために考え出された診断方法です。

重篤な遺伝子の病気や習慣流産(3回以上の流産)の人などを対象に、日本産科婦人科学会の同意を得ておこなっています。

しかし着床前診断は、まだ一般的な検査ではなく、遺伝カウンセリングがおこなえる遺伝医療の専門家がいて、さらに高度な医療技術を持っている施設しか実施することができません。今後、どの程度広まっていくかについても、まだはっきりしないというのが実際のところです。

高齢妊娠Q&A

Q 妊娠したのですが、高齢出産のリスクが気になって、不安が消えません。

42歳女性

A 不安な気持ちはよくわかりますが、あまり心配しないでください。すべての高齢妊娠が異常妊娠・出産となるわけではありません。確かにリスクは存在します。加齢の影響で流産や胎児の染色体異常が増えるのはしかたありません。でも、妊婦健診の間隔を狭め、回数を増やすことなどで、ある程度は対応できます。リスクを怖がってばかりいてもしかたがないので、妊娠したら、きちんと健診を受けながら無理のない生活を心掛けましょう。

Q 35歳以上が高齢出産ということなら、出産の適齢期は何歳なのでしょうか？

39歳女性

A 何回もお話をしているように、個人差がありますので、一概には言えませんが、一般的に出産の適齢期は20歳代から35歳ぐらいまでと考えられています。でも、いままでに経験していることですが、高齢出産でも意外にあっさりと出産した方はたくさんおられます。本当に個人差ですね。

Q 高齢妊娠は危険だとか、染色体異常のリスクがあるとか、ネガティブなことばかり聞きますが、希望が持てるようなことはないのでしょうか？

40歳女性

A 確かにマイナス面は多いですが、メリットもあります。高齢妊娠の場合は、お母さんが精神的に大人であることに加え、経済的にも若いときより安定しているのが一般的です。生活基盤が安定していれば、妊娠・出産・子育てを落ち着いて迎えることができます。仕事をしている人の場合、中堅の年齢ということで、職場で強力な戦力となっていることも多いでしょうから、育休明けの復帰がしやすいということも考えられます。

ちなみに、2012年8月に、イギリスの「ブリティッシュ・メディカル・ジャーナル」誌で、母親の年齢と子どもの健康状態や成長を調査した疫学調査が発表されました。約3万人の子どもを対象に、生後9ヵ月、3歳、5歳の時点で調査したものです。結論は、母親の年齢が高くなるほど、子どもが不慮の事故にあう割合は低く、予防注射の接種率や言語能力が高く、社会的・感情的に問題がある子が少なかったということです。

母親の年齢が高ければ、経済的に安定しており、知識も年齢の分だけ豊富になっていることが考えられるので、これはもっともな気もするのですが、高齢妊娠女性にとっては喜ばしいデータです。

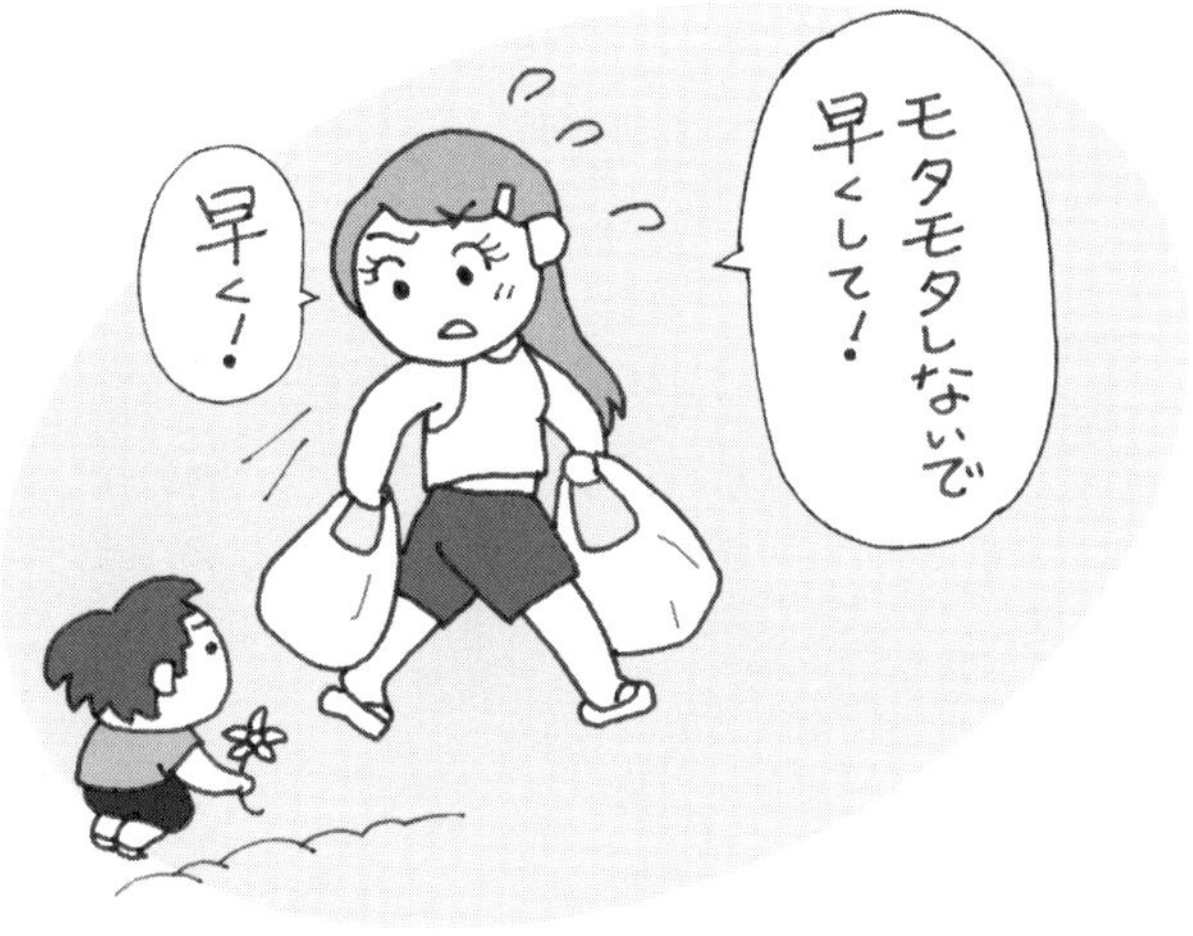
モタモタしないで早くして！
早く！

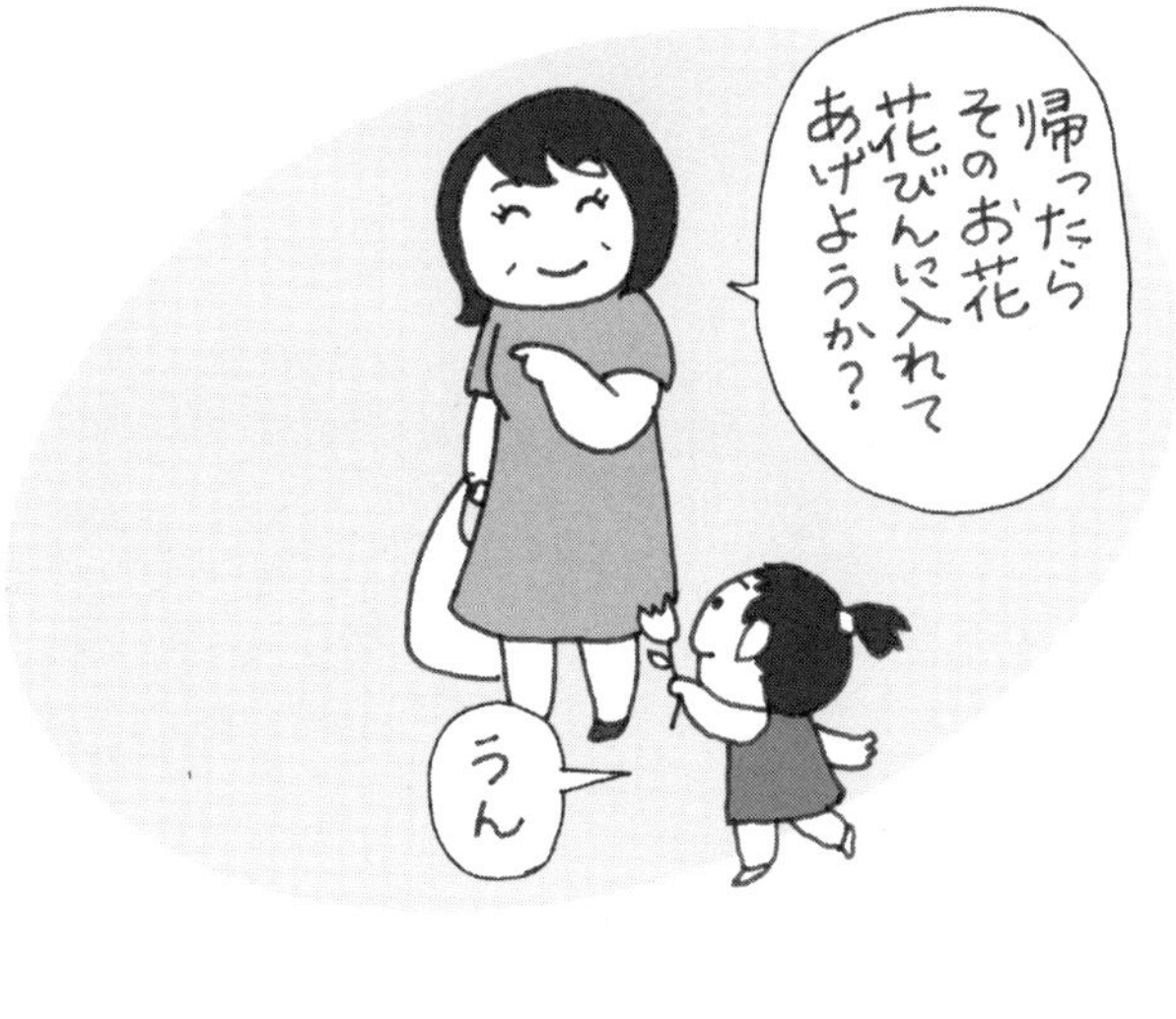
帰ったらそのお花花びんに入れてあげようか？
うん

Q 子宮筋腫があります。40歳目前なので、手術などをしている間に卵子の老化が進むのではと不安です。子宮筋腫の治療をしてからでも妊娠できるでしょうか？

39歳女性

A 妊娠を望んでいて、子宮筋腫を持っている方がすべて手術の対象になるわけではありません。筋腫があっても、そのまま妊娠・出産をする方はたくさんいます。

ただし、筋腫の大きさや位置などが妊娠を妨げている場合には、手術をして妊娠をしやすくする必要があります。手術後は半年ぐらいで妊娠可能ですので、急速に卵子の老化が進む、と不安になるほどの期間ではありません。絶対に妊娠できるとは言えませんが、少しでも妊娠の近道になるような選択をされたらよいと思います。

Q 初産でなくても、35歳以上の出産はハイリスクとなるのでしょうか？

35歳女性

A お産は1回1回、違いますので、断言はできませんが、1回でも出産を経験していると、一般的には35歳以上でもわりとスムーズで、分娩時間も短くてすみます。また経験済みですので、気持ちに少しゆとりが持てるのも楽なお産につながっているようです。40歳以上はいろいろなリスクが高くなるので高齢出産とされていますが、妊婦健診を受けていれば、早め早めに対応してもらえますので、心配ないですよ。

Q 新型出生前検査（NIPT）に興味があるのですが、実際にはどれくらいの人が受けているのでしょうか？

40歳女性

A 新型出生前検査は2013年4月から始まりました。全国でこの検査をおこなっている病院がまとめたところ、受診した人は、検査が始まってから4年間で計4万4645人だったそうです（2017年7月16日発表）。4年目は約1万4000人で、前年より1200人増えており、年々、増加しています。

新型出生前検査を受ける前に30~50分ほど「遺伝カウンセリング」がおこなわれていますが、この時点で検査をやめるカップルもいるということです。

もともと、検査をするつもりがないと言った人もいました。38歳の小学校の先生で、生まれた赤ちゃんは18トリソミーでした。赤ちゃんは数ヵ月後に亡くなったのですが、出産後のお話が印象に残っています。「せっかく授かった子どもでしたので、どんな子でも産もうと決めていました。検査をすることは考えていませんでした」と言われました。

Q 出生前診断を受けるかどうか、迷います。産婦人科の先生の考えを伺いたいです。

38歳女性

A 難しい問題ですね。一般的には、産婦人科の医師は自分の意見を言うことはありません。決めるのは妊婦さんなのです。

また、新型出生前検査や絨毛検査、羊水検査を受ける場合には、必ず遺伝カウンセリングをしますが、その内容は検査でわかる異常の内容やその頻度のことで、「受けたほうがいい」「受けないほうがいい」などのアドバイスはありません。最終的には夫婦で結論を出さないといけません。

一方、超音波検査は外来で一般的におこなわれていて、胎児の発育や大きな異常をみるものです。基本的にすべての妊婦さんが受けます。

Q 将来の出産に向けて、今、体調管理でできることはありますか？

35歳女性

A 痩せすぎ、太りすぎは月経不順を招きますので良くありません。また、ストレスがあると自律神経が乱れ、体調不良や月経の狂いも生じます。できるだけストレスがかからないように仕事や家庭などの環境を整え、規則正しい生活を送

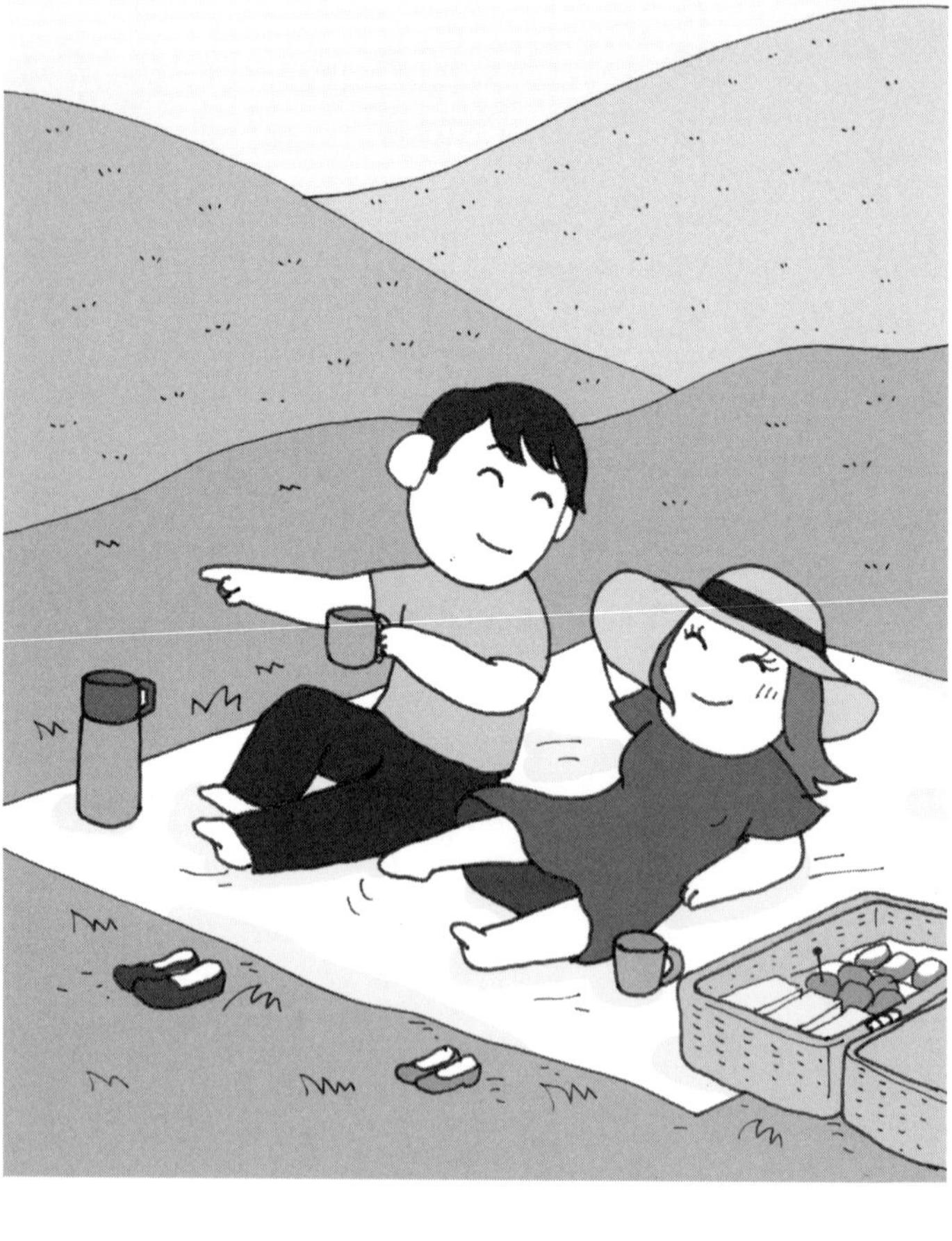

られるといいと思います。まあ、教科書通りの答えですが、人生、周りとのかかわりのなかでさまざまなことがあります。あまり一生懸命に頑張りすぎない生き方がいいのかもしれませんね。

エピローグ

２０１３年に厚生労働省が「若者の意識に関する調査」をおこないました。対象は15歳から39歳の男女３１３３人で、男女比はほぼ半分ずつでした。

その中に「妊娠と年齢の関係についての知識」という調査項目がありました。「妊娠と年齢の関係では、男女ともに年齢が高くなるほど妊娠する確率が下がることや、妊婦の年齢が高くなるほど自然流産率が高くなること、妊娠中の異常（産科合併症）の発症頻度が高くなること、子どもの染色体異常のリスクが高くなることなどが分かっています。このような妊娠と年齢の関係についてご存じですか。当てはまるもの一つを選択してください。」という設問に対して、「知っている」が68・9％、「聞いたことがあるがよく知らない」が24・3％、「知らない」が6・9％でした。

内容に関してどこまでくわしく把握しているかはわかりませんが、若者の間で、妊娠と年齢が関係しているという意識ができてきているのはいいことです。

次に「知っている」と答えた人に情報の入手方法を聞いたところ、「学校で」「医師や看護師等の医療従事者から」「家族や友人から」がそれぞれ10％程度となっており、70％弱が「テレビ、インターネット、雑誌などから」ということでした。

学校や医療機関からの知識ではなく、家族や友人、テレビ、インターネット、雑誌からの情報が約8割ということに関しては、少し不安があります。年齢が高くなると妊娠しにくくなる、といったマイナス面のみを強調した情報に触れることで、必要以上に不安をつのらせることにはならないだろうか？　また、閉経が近いと思われる年齢の女性が不妊治療で妊娠したという情報を目にしたとき、治療をすれば大丈夫と必要以上に期待をいだくことにならないだろうか？　と思うからです。

この本ではできるだけ正確に事実だけを伝えることに徹しました。ただ、いろいろな状況に個人差があることもお話ししました。ひとつのことについてくわしく説明したあとで「個人差があります」と言われると、「では、今までの話はどうなるの？」と疑問に思う読者もいるかもしれません。でもこれが現実です。

一般的に言われていることが、必ずすべての人にあてはまるわけではありません。「自分はどうなのだろう？」ということについては、一般論とはまた別の次元の話になるのです。でも、将来「子どもを持つ」という人生設計を立てているなら、「妊娠には適齢期がある」ということを知ってさえいれば、自分のやりたいことと並行して妊娠に対して早めに対策を立てることも可能です。

なにごともそうですが、知識があるのとないのとでは、その後の人生に大きく差が出てきます。もちろん、得た知識を生かすかどうかは個人の自由です。でも、知っていれば選択肢を増やせますから、知らないよりずっといいに決まっています。

ところで、不妊症とわかったとき、養子を迎える人や子どものいない人生を選ぶ人がいる一方で、できる限りの不妊治療を徹底的におこなう人がいます。後者の場合、金銭的に恵まれていて、ある程度の時間も必要になりますから、誰にでもできる選択ではありませんが、「今の医学でできること」に挑戦した例として、最後にこのタイプの女性を紹介しましょう。

41歳のHさん、結婚は34歳で、ご主人は2歳年下です。なかなか妊娠しないので、不妊専門病院を受診し、人工授精や体外受精の治療をおこないました。私のクリニックへは4年前に受診されました。不妊治療のためというより、排卵しているかどうか、排卵誘発剤を使えば排卵するのかどうかということが知りたくての受診でした。それまで、排卵誘発剤を使ってもなかなか排卵しなかったため、主治医からは早発卵巣不全（早発閉経）の状態になりつつあるのではと言われたそうです。「まだ30歳後半で閉経なんて……」Hさんはなかなか信じることができず、私のところを受診されたのですが、検査の結果は良くありませんでした。その後、他の不妊専門病院を受診し、やはり早発卵巣不全と診断され、子どもがほしいのであれば養子を迎えなさいと何度もアドバイスされたということです。

それでもHさんはあきらめきれず、卵子提供の話を妹さんに持ちかけたといいます。妹さんから、自分の子どもをふたり産んでからであれば協力してもいいと返事をもらい、Hさんは待ちました。38歳で閉経すると、子宮をいい状態に保っておくため、毎月、薬で月経を起こしていました。妹さんが37歳になった時点で、やっと卵子を提供してもらえることになりました。1回目の採卵で2回の体外受精をしたのですが失敗し、2回目の採卵で3回目の体外受精をして、やっと妊娠することができたのです。

提供卵子で不妊治療をしてくれるところは限られています。病院に行くだけで4時間以上かかったそうですが、それでも妊娠することができたので、今までの苦労は吹っ飛んでしまったことでしょう。先日の超音波検査では胎児の心拍も確認でき、ちょっと安心できるところまで来たかなという状態です。

私が「これが最後のチャンスだったのでは？　良かったね」と声をかけると、Hさんは「私も妹に負担をかけるので、卵子をもらうのは今回が最後と考えていました。でも妊娠しなかったら、海外に行って卵子をもらうつもりでした」と言われました。

ご主人が養子に入られたこともあり、どうしても後継ぎがほしかったのかもしれませんが、Hさんは周りの人や金銭的なこと、いろいろな面で恵まれていたと思います。それ以上につらい治療に耐える精神力もあったのでしょう。自分の体験を話すことで、不妊治療をしている人が前向きになってくれたら、とも話していました。

自分の人生設計の中で、子どもを持つ、持たない、どちらの選択をしようと、人それぞれです。でも後悔だけはしないように、十分な知識を習得しておいてください。これが私からのメッセージです。

最後に、きれいな一冊の本にまとめてくださった嘉山恭子さん、かわいいイラストを描いていただいた得能史子さん、有難うございました。

【巻末資料】

● 日本産科婦人科学会

「登録施設一覧」

http://www.jsog.or.jp/public/shisetu_number/

体外受精、卵子の凍結、顕微授精などの生殖補助医療(ART)を
おこなっている登録機関を検索することができます。

● 厚生労働省

「不妊に悩む夫婦への支援について」

http://www.mhlw.go.jp/stf/seisakunitsuite/bunya/0000047270.html

特定不妊治療費助成制度についての説明があり、
指定医療機関の一覧にもここからリンクされています。

● JISART(日本生殖補助医療標準化機関)

「JISART会員施設における精子・卵子の提供による
非配偶者間体外受精実施施設一覧」

https://jisart.jp/about/external/facility/

● 日本医学会

「母体血を用いた新しい出生前遺伝学的検査/臨床研究施設一覧」

http://jams.med.or.jp/rinshobukai_ghs/facilities.html

NIPTは臨床研究としておこなわれており、日本医学会の認定を受けた医療機関で
検査を受けることが推奨されています。

| 著　者 | 河野 美香
高知県生まれ。月経が乱れやすい自分の体への関心から産婦人科医を志す。1974年、徳島大学医学部を卒業。同大学病院、徳島赤十字病院、徳島平成病院などでの勤務を経て、河野美香レディースクリニック院長。著書に『男が知りたい女のからだ』『十七歳の性』『みんなのＨ』『女の一生の「性」の教科書』（以上、講談社）、『らくらく安産』『母娘で読む 女性のからだ＆病気の本』（ともに保健同人社）、『学校で教えない性教育の本』（筑摩書房）、『更年期が、やってきた！』（婦人生活社）などがある。

まだ産《う》める？　もう産《う》めない？
「卵子《らんし》の老化《ろうか》」と「高齢妊娠《こうれいにんしん》」の真実《しんじつ》　　健康ライブラリー

2018年1月17日　第1刷発行

著　者　河野《かわの》 美香《みか》
発行者　鈴木 哲
発行所　株式会社講談社
東京都文京区音羽二丁目12−21　郵便番号112−8001
電話番号　編集　03−5395−3560
販売　03−5395−4415
業務　03−5395−3615

印刷所　慶昌堂印刷株式会社
製本所　株式会社若林製本工場

ISBN978-4-06-259867-5
N. D. C. 495　173p　19cm